AF454517

ÉTUDE HISTORIQUE

SUR LES

Organes Génitaux
de la Femme

LA FÉCONDATION ET L'EMBRYOGÉNIE HUMAINES

DEPUIS LES TEMPS LES PLUS RECULÉS JUSQU'A LA RENAISSANCE

PAR

GABRIEL PEILLON

DOCTEUR EN MÉDECINE DE LA FACULTÉ DE PARIS
ANCIEN EXTERNE DES HOPITAUX ET DE LA MATERNITÉ DE LA PITIÉ

PARIS

O. BERTHIER, LIBRAIRE-ÉDITEUR

104, boulevard Saint-Germain, 104

—

1891

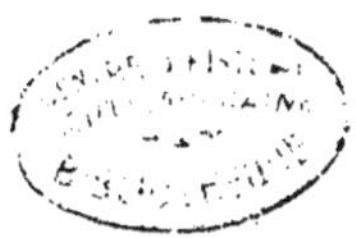

ÉTUDE HISTORIQUE

SUR LES

ORGANES GÉNITAUX DE LA FEMME

DIJON, IMPRIMERIE DARANTIERE

Rue Chabot-Charny, 65.

ÉTUDE HISTORIQUE

SUR LES

Organes Génitaux
de la Femme

LA FÉCONDATION ET L'EMBRYOGÉNIE HUMAINES

DEPUIS LES TEMPS LES PLUS RECULÉS JUSQU'A LA RENAISSANCE

PAR

GABRIEL PEILLON

DOCTEUR EN MÉDECINE DE LA FACULTÉ DE PARIS
ANCIEN EXTERNE DES HOPITAUX ET DE LA MATERNITÉ DE LA PITIÉ

PARIS

O. BERTHIER, LIBRAIRE-ÉDITEUR

104, boulevard Saint-Germain, 104

—

1891

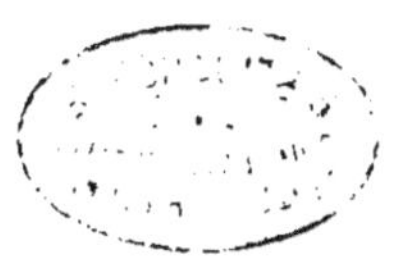

A LA MÉMOIRE DE MES ANCÊTRES PATERNELS ET MATERNELS

A MON PÈRE ET A MA MÈRE

> Ce n'est qu'un faible témoignage de ma profonde
> reconnaissance et de mon amour filial.

A MES FRÈRES

A MON EXCELLENTE GRAND'MÈRE VIDAL

> Toujours si aimante pour moi et si bonne conseillère.

A MES PARENTS

A MON ONCLE ET PREMIER MAÎTRE

LE DOCTEUR ALBERT VIDAL

CHEVALIER DE LA LÉGION D'HONNEUR
CHIRURGIEN EN CHEF DE L'HÔPITAL CIVIL DE GRASSE

> Je suis fier de me dire votre élève et en compensation
> de votre constante sollicitude, je vous assure de toute
> mon affection.

A MONSIEUR LE PROFESSEUR LABOULBÈNE

MÉDECIN DES HÔPITAUX
MEMBRE DE L'ACADÉMIE DE MÉDECINE, OFFICIER DE LA LÉGION D'HONNEUR

A MES MAITRES

DANS LES HÔPITAUX DE PARIS

PRÉFACE*

Le travail que nous soumettons à la haute appréciation de nos maîtres a pour but : l'Étude historique des organes génitaux de la femme, la fécondation et l'embryogénie humaines depuis les temps les plus reculés jusqu'à la Renaissance.

Sachant combien les connaissances anatomiques et physiologiques sont récentes, nous ne pensions pas, tout d'abord, devoir nous mettre en peine des idées et des travaux de ceux qui ont précédé le père de la médecine. Mais en parcourant les œuvres de celui-ci, nous avons été convaincu de la nécessité de recherches plus étendues. Nous fûmes obligé, pour les bien comprendre, de trouver la filiation des théories hippocratiques et, par conséquent, de nous préoccuper des opinions émises par Anaxagore, Démocrite, Empédocle, Parménide, Alcméon et enfin par Pythagore, le plus ancien d'entre eux et peut-être le plus important. Censorinus, dans le Jour natal, *Élien, dans son* Histoire naturelle, *Diogène, Macrobe, Aulugelle, Plutarque, nous ont fourni des renseignements précieux quoique incidemment rapportés.*

Arrivé à Pythagore, nous nous sommes demandé si cet élève des Égyptiens et des Chaldéens n'aurait rien emprunté à ces deux peuples fameux.

Deux fragments de Censorinus ont donné raison à nos pressentiments. Nous avons trouvé quelques indications aussi dans Hérodote, Pline,

---

** Nous remercions bien sincèrement nos maîtres de la Faculté de Paris de l'honneur qu'il nous ont fait, en accordant à notre travail la plus haute mention :* extrêmement satisfait.

Galien, Diodore de Sicile ; mais pour compléter ces maigres notions, nous nous sommes adressé à des sources plus directes : d'une part, aux traductions des papyrus dans lesquels la vieille Egypte a consigné sa science ; d'autre part, aux relations de MM. Oppert et Maspéro.

Pendant que nous recherchions quelles avaient été chez les peuples anciens les idées qu'on se faisait sur la fécondation, le développement du fœtus et sur les organes qui leur servent de substratum anatomique, il nous a semblé intéressant de songer aux Hébreux, aux Indous et aux Chinois. Voilà pourquoi nous avons complété l'étude de la période antehippocratique par l'historique de la question chez ces trois peuples. Nous avons recouru à la science profonde de M. Renan sur la Bible *et le* Talmud *: aux* Védas *(ayur,* Rig*, etc.), à* l'Histoire des Chinois *de Dabry, à l'*Anna-tcho-Hoki *(Livre pour la commodité des femmes), et à plusieurs ouvrages allemands et anglais.*

Puis nous avons étudié Hippocrate et ses successeurs directs, c'est-à-dire les écrivains de la période gréco-romaine ; et là, nous avons eu bien des points douteux à éclaircir. Il en a été de même pour les Arabes et les auteurs du moyen âge. A Vésale, nous avons cru devoir nous arrêter. Le chemin devenait cependant bien agréable et bien fructueux. Mais par cela même que l'entreprise était facile, que les matériaux abondaient et qu'on n'avait que l'embarras des richesses, cette partie de l'histoire avait été traitée depuis bien longtemps. Sans parler des ouvrages allemands, anglais, et même français qui ont paru de nos jours, rappelons qu'Haller et Portal avaient si bien épuisé le sujet, qu'ils ont laissé peu à faire à leurs successeurs. Aussi, pour ne pas nous exposer à des redites faciles, et en somme assez oiseuses, nous nous sommes confiné dans une période beaucoup moins brillante et beaucoup moins connue, mais qui offrait par cela même à nos efforts un but plus utile et nous ne donnerons qu'un aperçu depuis Vésale jusqu'à Swammerdam. On trouvera bientôt, du reste, des détails beaucoup plus complets dans un ouvrage que nous faisons avec la collaboration de M. de Tornery, et auquel cet aperçu est en grande partie emprunté.

Nous n'avons pas cru devoir nous borner à des appréciations et à des analyses qui eussent été insuffisantes pour satisfaire la curiosité de ceux qui sont partisans des nouvelles méthodes historiques ; il nous a donc paru plus utile de documenter le plus possible notre travail, s'il nous est permis d'employer ce néologisme qui rend bien notre pensée, et de mettre sous les yeux du lecteur le texte même qui a donné naissance à nos réflexions. Nous espérons ainsi lui éviter la peine de recourir aux originaux et de perdre son temps à des recherches pénibles dans les bibliothèques. De la sorte, s'il tient nos idées pour contestables, il trouvera du moins dans notre travail de quoi le dédommager.

Mais ce qui nous donne de l'assurance, ce qui nous fait entreprendre avec plus de confiance la publication de cette étude, c'est que nous avons été encouragé dans cette voie par un maître vénéré, dont les travaux ont imprimé un si vif essor à la science de l'histoire de la médecine: M. le professeur Laboulbène.

Nous ne saurions trop nous louer de la bonne grâce avec laquelle cet excellent maître nous a reçu et nous a donné tous les renseignements nécessaires pour mener à bonne fin notre travail.

Après avoir recouru à ses conseils et à ses critiques, nous espérons avoir fait tout notre possible pour rester digne de lui, et, quoi qu'il puisse advenir, nous tenons ici à exprimer la reconnaissance profonde que nous avons pour cet excellent maître, qui, par son enseignement, nous a toujours donné des connaissances si utiles, et qui, en outre, nous a fait le très grand honneur d'accepter le patronage de cette publication.

Qu'il veuille bien recevoir l'expression de notre vive et respectueuse gratitude.

A d'autres encore nous envoyons l'expression de notre reconnaissance.

Beaucoup nous ont aidé, beaucoup nous ont encouragé. Nous les remercions tous. Et parmi eux, M. Renan, de l'Académie française, ce grand orientaliste qui, avec une bonne grâce charmante, s'est mis à notre disposition, bien que nous ne soyons qu'un modeste débutant ; M. Oppert, de l'Institut, qui a bien voulu nous faire part de la profonde connaissance qu'il a de la civilisation des Assyriens, et qui nous a fourni des renseignements dont une partie est entièrement inédite ; M. Maspéro, qui nous a prêté un concours si bienveillant, et qui, comme ses illustres collègues du

Collège de France, a bien voulu nous accorder quelques moments d'entretien ; M. le professeur Mathias Duval, qui, avec son affabilité ordinaire, nous a montré lui-même tout ce que l'on pouvait dire sur Léonard de Vinci et nous a obtenu de pouvoir photographier à la Bibliothèque nationale des beaux-arts la singulière plaquette du grand peintre-anatomiste : De Coïtû ; M. le docteur Remy, agrégé de la Faculté de médecine, qui non seulement nous a communiqué libéralement les recherches qu'il a faites dans la médecine des Chinois, mais encore nous a prêté les dessins très intéressants qui ont trait à notre sujet ; MM. les bibliothécaires, Corlieu, Petit et Thomas, qui se sont mis à notre disposition avec tant d'obligeance chaque fois que nous leur avons demandé quelque renseignement bibliographique ; notre compatriote et ami, de Tornery, ancien interne des hôpitaux de Paris, qui nous a été d'un précieux concours en nous communiquant des notes personnelles et en nous encourageant de ses bons conseils.

Enfin, nous ne voulons pas oublier, dans cette énumération de dévouements, notre excellent ami Jules Auclair, interne provisoire des hôpitaux de Paris, qui, durant tout le cours de nos études médicales, n'a cessé de nous témoigner sa sympathie et sa bonne amitié.

CHAPITRE PREMIER

ÉGYPTIENS

Nous pensions trouver chez ce peuple des notions bien précieuses sur notre sujet et bien des choses semblaient nous entretenir dans cette espérance ; les Egyptiens n'ont-ils pas cultivé la médecine depuis l'antiquité la plus reculée ? Ils attribuaient à une origine divine cette science qui leur aurait été enseignée, disaient-ils, par Isis elle-même et son fils Horus. Il y avait à Héliopolis une sorte de faculté de médecine très célèbre d'où sortaient les archiatres de la cour.

Galien signale l'existence d'une bibliothèque médicale au temple de Ptah, à Memphis, et tout près de celle-ci, il y en avait encore une autre consacrée à Imhotep, fils de Ptah, l'Esculape égyptien. Les médecins égyptiens étaient très nombreux ; Hérodote s'étonne beaucoup d'en voir un si grand nombre dans un pays pourtant si salubre. Un moment, leur renommée fut telle qu'on tâchait de s'en procurer dans les pays étrangers à quelque prix que ce fût. Les rois achéménides en possédaient qui étaient en grand honneur à la cour de ce souverain. Enfin la science médicale s'était même fragmentée en un grand nombre de spécialités distinctes tout comme de nos jours. De si grands médecins pouvaient-ils se passer de notions anatomiques ? et ne croirait-on pas que les connaissances des Egyptiens sur le point qui nous occupe devaient être assez étendues, quand on pense aux momies qui encombraient les hypogées ?

Pline, ce grand compilateur, qui prend un peu partout les renseignements qu'il nous donne, assure (*Hist. nat.*, XIX) que les rois d'Egypte avaient ordonné d'ouvrir les cadavres pour étudier les maladies. D'autre part Eusèbe (*Pamph. d'Alhiste*, édit. de Scaliger, p. 14) nous cite le roi Alhiste comme un anatomiste exercé, ayant écrit des ouvrages renommés sur sa science favorite.

Et cependant lorsqu'on parcourt le livre de Nechepsis sur les maladies du cœur on est étonné de rencontrer des erreurs anatomiques monstrueuses. Ainsi il fait partir dix vaisseaux de la base de cet organe, il n'admet que deux cavités, etc.

D'après le témoignage de Manéthon, Athothis, fils et successeur de Ménès, aurait été médecin et on lui attribuait des ouvrages sur l'anatomie. Si l'on examine l'ouvrage du royal praticien, voici ce qu'on y trouve :

« La tête de l'homme a trente-deux vaisseaux, ils charrient des souffles à son cœur ; il y a deux vaisseaux aux seins, ils donnent l'échauffement aux poumons. »

Voilà à coup sûr une bizarre doctrine, impossible à concilier avec de saines notions anatomiques. Il se pourrait bien qu'il s'agisse de conduits imaginaires ; et toutefois cependant, il y a lieu de remarquer que le jeu normal et anormal de vaisseaux de ce nom est mentionné dans les papyrus soit de Berlin, soit de Leyde.

« Sur quelque membre que tu mettes la main, c'est le cœur que tu sens », n'est-ce pas une indication très nette du pouls ? nous dit M. Maspéro. M. Chéreau, le regretté bibliothécaire en chef de la Faculté de médecine, n'est point du tout favorable aux Egyptiens. Par exemple pour les momies, il fait remarquer que les viscères n'étaient point enlevés de la façon qu'on suppose ; on retirait l'encéphale en brisant les cloisons du nez ; les entrailles, le foie, la rate, les reins par l'anus ; les poumons, le cœur par une petite incision latérale, de sorte que ces organes pressés et étirés arrivaient en fort mauvais état au dehors.

Grâce aux renseignements qu'a bien voulu nous donner M. Maspéro, le savant égyptologue du Collège de France, nous pouvons rectifier ces données à l'avantage du peuple qui nous occupe. Les embaumements se faisaient avec beaucoup de soins et une grande habileté; les organes de la cage thoracique étaient enlevés après avoir incisé le diaphragme, les organes abdominaux par une incision faite au pli de l'aine gauche, le péritoine étant soulevé préalablement.

Après soixante-dix jours de macération dans un bain de napron et d'alun on plaçait les momies dans un sarcophage et après deux mille ans on retrouve toutes les parties si bien conservées qu'au moyen de préparations chimiques on redonne aux muscles leur souplesse, on ressuscite les tissus et on arrive à disséquer ces cadavres que des mains habiles en somme ont su arracher aux ravages du temps !

Si l'on a dit que les idées des Egyptiens sur l'anatomie se bornaient à peu près aux connaissances des bouchers actuels sur cette science, n'oublions pas que ceux qui embaumaient appartenaient à une classe très ignorante, et que leur intelligence n'était point du tout cultivée. — Le peuple, qui avait en exécration toute atteinte à un cadavre humain, les aurait lapidés, s'ils avaient exercé en plein jour leur profession. Ils profitaient donc de la nuit et procédaient avec beaucoup de hâte.

Du reste dans notre siècle actuel, des voix qui pourraient passer pour autorisées ne se sont-elles pas élevées contre le privilège qu'a notre Faculté de s'emparer des cadavres des criminels !

Pas plus maintenant que dans les temps d'ignorance, elles ne mettent en balance les intérêts de la science et ceux d'une sentimentalité ridicule.

Chez les Egyptiens, où les idées religieuses avaient tant d'empire, et où elles imprégnaient toute l'existence, il devait en être bien autrement pour ceux qui, dans un but de curiosité scientifique, auraient osé violer un corps humain et braver ainsi les préjugés les plus enracinés d'une nation.

On n'embaumait les enfants qu'à partir de quatre ans; — trouvait-on qu'au-dessous de cet âge, ils n'en valaient pas la peine ? le fait est qu'à Abidos on a trouvé un cimetière de fœtus et d'Ibis ! ce n'étaient que des squelettes ou même des débris de squelettes. M. Maspéro pense que ce sont les courtisanes attachées à la cour qui venaient déposer là le produit de leurs avortements. On sait que les fausses couches sont très fréquentes en Egypte et que les avortements des femmes non mariées n'étaient pas punis.

Les Egyptiens avaient les mêmes idées que les Grecs sur l'embryologie. Ils croyaient à la double semence : la femelle fournissait la matière, le corps ; le mâle, le souffle, l'âme. C'est ce que nous apprend Diodore de Sicile à propos d'Isis. Par les Grecs nous savons qu'ils croyaient à la grossesse de huit mois, mais on ne trouve rien sur ce sujet en langue égyptienne. Ils savaient que le fœtus est recouvert par des membranes, puisque, pour désigner un enfant dans le ventre de sa mère, ils disaient : quand le fœtus est dans l'œuf.

Les Egyptiens étaient très amateurs des difformités naturelles ; ainsi les nains étaient en grand honneur dans les cours. M. Maspéro en a retrouvé un qu'on adorait comme une divinité, sous le nom de Ptah patèque, c'était la représentation exacte du fœtus dans le ventre de sa mère ; il fut présenté à Parrot, en 1879, qui avait dans son service aux enfants malades un type vivant identique, par ses déformations rachitiques, à celui que trois mille ans auparavant on avait divinisé en Egypte !

On a trouvé quelque part l'inscription de cette pensée : « le monde est l'accouplement d'un dieu ciel et d'une déesse terre ; et le lever du soleil est la naissance d'un enfant sortant par la vulve ». Ils auraient pu comparer les nébulosités de l'horizon, à ce moment-là, à la membrane hymen et la description des organes génitaux externes de la femme aurait été complète !

A la fin du papyrus médical, se trouvent quelques notes d'un médecin égyptien sur la grossesse. Le texte est coupé de rubriques qui servent de titres.

Moyen de reconnaître si une femme est enceinte : herbe batatue de taureau, pilée en vase clos, avec du lait d'une femme accouchée d'un enfant mâle. On fait manger cela à la femme ; si elle vomit, elle enfantera ; si elle a des borborygmes, elle n'enfantera pas, au contraire.

Sous la rubrique : Maa sa-t men mes, si elle rend des urines sales ou troubles ou sédimenteuses, elle enfantera ; si cela n'arrive pas, elle n'enfantera pas.

Elle étant couchée, oins abondamment ses bras jusqu'aux avant-bras d'huile de Maut ; le lendemain matin, tu la vois et tu trouves ses vaisseaux bien gonflés, elle n'enfantera pas ; si au contraire tu les trouves unis comme la peau de ses membres, c'est qu'elle enfantera.

Autre montre : le latin ne braverait pas assez l'honnêteté pour rendre la première partie de ce nouveau moyen, voici la suite : si tu lui trouves dans la couleur de l'œil l'un comme un aamu, l'autre comme un nègre, elle n'enfantera pas ; si tu les trouves d'une même peau, elle enfantera.

Voici la dernière formule qui n'est pas la moins curieuse :

Blé et orge que la femme trempe dans son urine et placés l'un à droite, l'autre à gauche dans deux sacs ; s'ils germent à droite, elle enfantera ; si c'est le blé qui germe, ce sera un enfant mâle ; si c'est l'orge qui germe, ce sera une femelle ; s'ils ne germent pas, elle n'enfantera pas.

Voilà de curieux débris du charlatanisme antique.

Nous avouons aussi, comme M. Thomas, le bibliothécaire estimé de la Faculté de médecine, que les idées des Egyptiens en anatomie étaient fort peu étendues et bien vagues. La raison en est celle qui se trouve dans le remarquable article de cet auteur sur les Ecoles de médecine dans le Dictionnaire de Dechambre. Chez eux le côté hiératique étouffait tout. Le médecin ne faisait jamais oublier le prêtre et en effet la médecine était pratiquée par des prêtres et non par de simples particuliers. Des rituels sacrés, composés dans l'antiquité la

plus reculée, fixaient irrévocablement la conduite du praticien ;
et naturellement à cette période pour ainsi dire préhistorique la médecine des Egyptiens, comme toutes celles des peuples encore barbares, se ressentait beaucoup des jongleries et des formules magiques
qui sont encore employées par les sorciers et les charmeurs des peuples sauvages. Ainsi, ils ne manquaient jamais d'invoquer Ptah,
Sakri, Isis et Horus en broyant leurs médicaments et surtout en
administrant le neter hatapu, le divin remède, le fameux remède de
M. de Pourceaugnac ; on sait en effet que l'uthu êm kéfi (la potion
par le fondement) remonte à une haute antiquité. Diodore de Sicile
et Pline parlent de ce moyen thérapeutique employé par les Egyptiens et dont une tradition attribuait l'invention à l'Ibis (Pline, *Hist.
nat.*, liv. VIII, cap. XXVII). Suivant Pline, cet oiseau s'injectait au
moyen de son bec de l'eau dans le fondement. Cette fable s'explique par
une confusion qu'a pu faire le narrateur grec entre l'Ibis et le roi
Thoth, dont le nom s'écrit précisément au moyen de l'hiéroglyphe
de cet oiseau. Prenant l'Ibis pour sa valeur figurative et trouvant dans
son imagination le bec qui sert de canule, il nous a grotesquement
travesti une tradition sérieuse.

Ebers, l'habile vulgarisateur du vieux monde égyptien, a parfaitement mis en relief le caractère archaïque et pour ainsi dire
immuable de la science médicale du peuple qui nous occupe, et
auquel des recherches anatomiques et embryologiques importaient
bien peu. Et d'ailleurs ce qui nous renseigne sur la petite valeur
théorique de ses connaissances médicales, c'est le mépris profond
que leur témoigne Galien, bien au courant cependant de la science
Egyptienne.

CHALDÉENS

Les Chaldéens ne paraissent pas avoir cultivé l'anatomie et la
physiologie avec plus de succès que les Egyptiens. Ce sont

d'éminents ingénieurs, des architectes distingués, de savants astronomes, de redoutables guerriers, mais il ne faut pas leur demander autre chose, et du reste cela n'a point lieu d'étonner : les peuples les plus barbares ont pratiqué la médecine, art nécessaire. Certes celle-ci est bien empirique, bien enfantine, et mêlée d'une façon étroite à la sorcellerie, mais elle existe néanmoins. Il n'en est pas de même pour l'anatomie et la physiologie qui se sont développées à une période très tardive de l'histoire de l'humanité. Il faut descendre à une période de civilisation véritablement complète et non plus partielle et fragmentaire pour voir naître ces deux sciences, c'est-à-dire au troisième siècle avant J.-C., époque à laquelle se fonda la grande école d'Alexandrie.

Les Chaldéens n'avaient pas le droit de disséquer des cadavres. Leur religion, quelque remarquable qu'elle fût par la valeur de ses idées métaphysiques et de sa morale, n'était pas du tout favorable à ce genre de recherches. La thérapeutique était entre les mains d'une caste de prêtres qui donnaient des onguents pour guérir les morsures. M. Oppert nous signale leurs notions du panaris et la description excellente qu'ils en ont donnée les premiers. C'étaient plutôt des devins que des médecins. Ils ensevelissaient leurs cadavres dans du miel.

Chaque caste avait des idées différentes, et à leur tour elles exposaient leurs doctrines dans les écoles de Zipara, Borsépa et Orchoë. C'étaient des cours de tératologie. On y faisait une longue description par exemple de la délivrance de la femme quand elle accouche d'un monstre. On voit apparaître le monstre armé d'un fer de lance, écrit Cardan, et nous assistons à la narration d'une fable des plus magiques. Les pronostics tenaient une large place ; et plus la difformité du monstre était inouïe, plus le pronostic était excellent.

M. Oppert nous énumère vingt passages à propos de la situation vicieuse des oreilles ; nous citons le dernier dont la conception est la plus invraisemblable : « Si tu trouves deux oreilles du côté gauche et que tu n'en trouves même pas la trace d'une seule du côté droit, tu peux dire que ton enfant aura tous les bonheurs et qu'aucune joie ne lui sera interdite. »

Ces descriptions anatomiques ne sont que de pures idées fictives inventées pour les besoins de la magie.

Nous avons trouvé dans une relation sur l'expédition en Mésopotamie, que nous a signalée M. Oppert, des inscriptions se rapportant au membre viril à propos du rapprochement sexuel ; puis une inscription, qui est une supplique adressée à la déesse de l'enfantement :

« Souveraine des dieux, mère auguste, en tout sois propice ;

« Féconde la semence, renferme dans le sein de l'utérus l'embryon ; jusqu'au terme préside à la délivrance.

« Que Mylitta préserve l'embryon du danger de l'avortement. »

S'adressent-ils à l'intervention divine ou femelle pour féconder la semence et dans ce cas croiraient-ils que la semence mâle n'est pas en somme la semence active ? Nous ne croyons pas que ces considérations aient inspiré leur prière ; il est plus probable qu'ils font appel à une clémence divine.

De même renferme dans le sein de l'utérus l'embryon, n'est qu'une répétition du membre de phrase précédent et ne doit pas faire penser un instant au soupçon de leur part d'une possibilité de grossesse extra-utérine.

Nabuchodonosor s'adressant au dieu Mérodoch lui demande une série de bienfaits, entre autres : grand seigneur sublime, accorde-moi une fécondité septuple.

Quand les Chaldéens s'adressaient à leurs épouses, ils devenaient plus réalistes, la traduction littérale d'une inscription trouvée probablement dans l'alcôve d'un gynécée, est celle-ci : « Ouvre ta vulve pour que je puisse assouvir mes désirs ».

C'est tout ce que l'on trouve comme description des organes génitaux.

Cependant à propos de la femme enceinte et de la nourrice, on rencontre les formules suivantes :

Si tu trouves une femme enceinte dont l'utérus sort

. . . . se rompt

. . . . s'altère étant dehors

. . . . se referme tellement

. . . . qu'il ne puisse enfanter

contre tout cela tu prononceras le nom mystique de la terre et le nom mystique du ciel et tout disparaîtra.

S'il y a une nourrice dont la mamelle devient flasque

. . . . amère

. . . . cancéreuse

. . . . atteinte d'ulcération qui

. . . . donne danger de mort

contre tout cela tu prononceras, etc.

En somme chez les Chaldéens encore moins que chez les Egyptiens nous trouvons des notions anatomiques et embryogéniques. Beaucoup de conceptions fantaisistes, toujours des hypothèses, qui quelfois cependant sont enveloppées de conceptions mathématiques et astronomiques, comme celles sur la durée de la gestation que nous donnons en entier et que nous avons trouvées dans le jour natal de Censorinus. Nous verrons que Pythagore s'est laissé prendre aux théories imaginatives des Chaldéens, et cela parce que la Grèce était encore bien barbare au temps de ce grand philosophe.

CALCUL DES CHALDÉENS SUR LA DURÉE DE LA GESTATION. — DU ZODIAQUE ET DE L'ASPECT DES ASTRES

« J'ai maintenant à parler en peu de mots du système des Chaldéens et à expliquer pourquoi ils ont pensé que l'homme ne peut naître que dans le septième, dans le neuvième et dans le dixième mois. Ils posent donc en principe que notre vie et notre naissance sont subordonnées à des étoiles ou errantes, ou fixées, dont le cours aussi varié que rapide gouverne le genre humain; mais aussi dont les mouvements, les phases, les effets subissent fréquemment l'influence du soleil; si en effet les unes se précipitent, si d'autres restent immobiles et si toutes elles nous font diversement sentir leur température, c'est à l'action du soleil qu'il le faut attribuer, aussi cet astre en agissant lui-même sur les étoiles, qui agissent sur l'homme, lui donne-t-il l'âme qui le dirige; c'est lui qui exerce sur nous l'action la plus puissante quand, après la conception, nous sommes destinés à voir le jour. Mais cette action se produit sous l'influence de trois différents aspects. Or que faut-il entendre par aspects et combien y en a-t-il de sortes ? Je le dirai pour être clair le plus brièvement possible. Il y a, dit-on, un cercle de constellations que les Grecs nomment zodiaque et dans lequel se meuvent le soleil, la lune et les autres étoiles errantes; on le divise en douze parties égales représentées par autant de signes. Le soleil parcourt ce cercle dans l'espace d'une année, et il reste ainsi environ un mois dans chaque signe. Or tous ces signes sont mutuellement en regard les uns avec les autres, mais sous un aspect qui n'est pas uniforme à l'égard de tous; de ces aspects en effet, les uns sont estimés plus forts, les autres plus faibles. Donc au moment de la conception le soleil est nécessairement dans un signe et dans un point déterminé que l'on appelle proprement le point de la conception, or ces points sont au nombre de trente dans chaque signe, ce qui donne pour tout le Zodiaque un nombre de trois cent soixante.

Les Grecs ont appelé ces points μοῖραι (les Parques), sans doute parce qu'ils donnent ce même nom aux déesses du destin et que ces points décident pour ainsi dire de nos destinées : aussi est-ce une chose fort importante que de naître sous l'un ou l'autre de ces points.

Le soleil donc quand il passe dans le second signe ne voit plus que sous un aspect affaibli celui qu'il vient de quitter, ou même ne l'aperçoit plus du tout; car plusieurs astrologues ont nié formellement que les signes contigus se voient l'un l'autre. Mais quand il est dans le troisième signe, c'est-à-dire quand il y en a un entre celui-ci et son point de départ, alors il voit, dit-on, ce premier signe d'où il est parti mais d'un regard oblique et encore faible. Cet aspect est appelé καθ'ἑξάγωνον (hexagonal), parce qu'il correspond à la sixième partie de la circonférence. Si en effet du premier signe au troisième, du troisième au cinquième, de celui-ci au septième et ainsi de suite, on conduit des lignes droites on aura tracé dans ce même cercle la figure d'un hexagone équilatéral. On n'a pas tenu compte de cet aspect pourtant parce qu'il paraît n'avoir que peu d'influence sur la maturité du fruit utérin. Mais quand le soleil est parvenu dans le quatrième signe et que deux autres le séparent du premier son aspect est dit κατατετράγωνον (tétragone), parce qu'il correspond à la quatrième partie du cercle. Quand il est dans le cinquième signe et qu'il y en a par conséquent trois intermédiaires son aspect est appelé κατατρίγωνον (triangulaire), parce qu'il correspond à la troisième partie du zodiaque. Ces deux derniers aspects τετράγωνος et τρίγωνος (le tétragone et le triangulaire) les plus efficaces de tous favorisent beaucoup le développement du fruit de la conception.

L'aspect qui part du sixième signe manque entièrement d'efficacité, car la ligne qu'il suit ne touche l'un des côtés d'aucun polygone; l'aspect qui vient du septième signe est comme le plus direct, le plus complet et le plus puissant. Il fait quelquefois sortir des flancs de la mère l'enfant déjà formé que l'on appelle alors septemmestris (de sept mois), parce qu'il vient dans le septième mois de la conception. Mais si dans cet espace de sept mois, il n'est pas parvenu à sa maturité, il ne naîtra pas dans le huitième, car du huitième signe comme du sixième l'aspect n'a aucune efficacité, mais dans le neuvième mois ou dans le dixième.

Du neuvième signe en effet, le soleil regarde de nouveau κατατρίγωνον (suivant le côté du triangle) le point de la conception, et du dixième signe l'aspect a lieu κατατετράγωνον (suivant le côté du carré), or ces deux aspects comme nous l'avons déjà dit sont des plus efficaces. Au surplus on ne pense pas que la naissance puisse avoir lieu dans le onzième mois, parce que cet aspect languissant n'envoie sur le signe

primitif qu'un rayon déjà affaibli et suivant le côté de l'hexagone ;
bien moins encore peut-il avoir lieu dans le douzième dont l'aspect
est regardé comme nul. Ainsi d'après ce système les enfants naissent
ἑπτάμηνοὶ (à sept mois), sous l'influence de l'aspect καταδιάμετρον (dia-
métral) ἐννεάμηνοι (à neuf mois), sous l'influence de l'aspect κατατρίγωνον
(triangulaire) et δεκάμηνοὶ (à dix mois), sous l'influence de l'aspect
κατατετράγωνον (tétragone). »

HÉBREUX

M. Renan nous les a caractérisés en deux mots : « chez eux
beaucoup de morale, rien de scientifique. » Les premiers Hébreux
ont vécu, en effet, dans une ignorance des plus crasses : ni science,
ni beaux-arts, ni littérature. Quand on lit la Bible, on est frappé
de leur idée fixe et unique qui se borne à des prescriptions d'hygiène.
S'ils parlent des organes génitaux tant mâles que femelles, c'est pour
signaler leur état d'impureté et la manière de les purifier. De très
rares allusions à la fécondation ; le nombre sept, qu'ils invoquent
comme terme de la grossesse ordinaire, leur vient de Babylone et
leurs autres connaissances, de l'Egypte.

Dans la Genèse, on pourrait s'attendre à trouver beaucoup de
choses sur la génération, c'est une erreur : « Dieu forma l'homme du
limon de la terre et il répandit sur son visage un souffle de vie et
l'homme devint vivant et animé. » Peut-on pousser l'exégèse jusqu'à
prétendre qu'il s'agit là d'une allusion faite au souffle que des Hippocratiques, plus tard, crurent venir de la moelle pour féconder la
semence femelle ? nous croyons cette interprétation tirée par les
cheveux. Plus loin, Sara, frappée de stérilité par le Seigneur, s'écrie
après avoir enfanté Isaac : « qui croirait qu'on aurait pu dire jamais à
Abraham que Sara nourrirait de son lait un fils qu'elle lui aurait
enfanté lorsqu'il serait déjà vieux ? » ce qui laisserait à penser que
les Hébreux assignaient un terme à la puissance fécondante de la

semence du mâle. Abraham avait alors cent ans; à propos de la grossesse gémellaire de Rébecca donnant le jour à Esaü et à Jacob, nous ne trouvons que cette exclamation de dépit : « si cela devait m'arriver, qu'était-il besoin que je conçusse ! » mais rien qui nous initie aux idées des Hébreux sur la superfétation, idées qu'ils n'avaient peut-être même pas.

Dans le Lévitique, quelque part, Moïse annonce aux femmes qui accouchent la durée de leur impureté, suivant qu'elles ont eu un fils ou une fille.

A propos des mariages défendus à certains degrés de proximité, on lit : « vous ne découvrirez point dans la fille de votre femme ce qui doit être caché, parce que c'est la chair de votre femme. Vous ne prendrez point la fille de son fils, ni la fille de sa fille pour découvrir ce que l'honnêteté veut qui soit caché, parce qu'elles sont la chair de votre femme et qu'une telle alliance est un inceste. »

Voilà bien la théorie du matriarcat des peuples anciens et ce paragraphe nous laisserait soupçonner chez les Hébreux l'idée que la semence femelle était seule active et la vraie formatrice de l'embryon.

Quand Moïse expose les menaces de Dieu contre les prévaricateurs dans le Deutéronome, il s'écrie : « Vous mangerez la chair de vos enfants, et la femme refusera de partager avec son mari cette masse d'ordures qu'elle a jetée hors d'elle en se délivrant de son fruit. »

C'est la seule description du placenta que nous ayons trouvée !

Salomon, dans le Cantique des Cantiques, fait dire par l'époux à l'épouse : « Vos dents sont comme des troupeaux de brebis tondues qui sont montées du lavoir et qui portent toutes un double fruit, sans qu'il y en ait de stériles parmi elles. »

Le double fruit est certainement la double semence, mâle et femelle, que chaque femme possédait comme l'homme du reste. Nous verrons, plus tard, les hippocratiques développer cette théorie et nous donner des explications bizarres sur la fécondation.

Dans un langage extrêmement passionné, l'épouse appelle l'époux :
« Je languis d'amour, lui dit-elle, je suis chargée de la rosée du soir
et mes cheveux, des gouttes d'eau qui tombent pendant la nuit. »

Les peuples de l'Orient assimilaient la femme à la terre que la
rosée du soir humidifie (semence froide) sous l'influence de la lune
et que le soleil, le mâle, vient féconder par ses rayons chauds (semence chaude), c'est évidemment l'allusion de ce passage.

Un des derniers versets est celui-ci : « Je vous ai réveillée sous le
pommier, c'est l'époux qui parle, c'est là que votre mère vous a
conçue, c'est là que celle qui vous a donné la vie vous a mise au
monde. »

Plus loin les Pythagoriciens nous diront que le produit de l'accouplement est une fille, quand la semence femelle de la femme a été
plus chaude que la semence du même genre de l'homme. Est-ce la
même théorie que Salomon connaissait ?

Ezéchiel rapportant les paroles du Seigneur contre Jérusalem dit :
« Lorsque vous êtes venue au monde, au jour de votre naissance,
on ne vous a point coupé, comme aux autres enfants, le conduit par
où vous receviez la nourriture dans le sein de votre mère. »

C'est le seul passage exprimant catégoriquement une idée des
Hébreux sur l'embryogénie : manière dont le fœtus se nourrit dans
le sein de sa mère : c'est par les vaisseaux ombilicaux et non, comme
nous le verrons soutenir bientôt, par des sortes de cotylédons placés
dans l'utérus et tétés par l'enfant comme le sein de sa mère.

« Les arbres des champs porteront leurs fruits, la terre donnera
son germe et sera féconde ;... et vous, montagnes d'Israël, poussez
vos branches et portez votre fruit pour Israël mon peuple... je viens
à vous, vous serez labourées et vous recevrez la semence, je multi-
plierai les hommes en vous, j'y ferai croître toute la maison d'Israël. »

Il est difficile avec la Bible de se faire une opinion exacte sur ce
que pensaient les Hébreux à propos du sujet que nous traitons.
Nous n'avons que des notions bien vagues ; et il nous faut consulter
le Talmud pour être mieux renseigné, sinon sur les théories des

premiers Hébreux, au moins sur celles de ce peuple jusqu'au deuxième siècle après J.-C.

La dissection des cadavres humains se faisait par les docteurs talmudiques eux-mêmes.

Rab Joudah raconta au nom de Samuel que les disciples de rabbi Ismaël ont disséqué une femme qu'un roi païen a fait mourir sur l'échafaud, et ils ont cherché à vérifier les données anatomiques de la tradition.

Une reine païenne a fait mourir des esclaves enceintes et rabbi Ismaël et ses collègues ont examiné des fœtus humains.

Les docteurs faisaient des études sur les fœtus avortés pour reconnaître leur âge, étude dans laquelle Samuel était très habile.

On étudiait les prodromes des menstrues et la relation de celles-ci avec la fécondité de la femme ; voici les prodromes ; la femme s'étire, elle perd des vents par en bas, elle éprouve des douleurs au niveau du nombril et de la matrice, elle perd en blanc, elle éprouve des frissons. Les femmes ressemblent aux vignes par rapport aux menstrues (mischnah) ; il y a des vignes qui ont le vin rouge, d'autres ont le vin noir, il y en a qui ont beaucoup de vin, d'autres en ont peu.

Rabbi Joudah dit : toute vigne a du vin (toute femme a des menstrues ; s'il n'y en a pas c'est un vice congénital).

Quant à la grossesse et à l'accouchement on savait que la présentation du sommet est la règle, tandis que celle des pieds est l'exception. On savait à quel âge la femme peut devenir enceinte. Une beraïtha dit (Ghemara, fol. 45) qu'une femme peut devenir enceinte à l'âge de douze ans accomplis. Une autre dit que depuis l'âge de onze ans accomplis jusqu'à l'âge de douze ans accomplis, la femme peut devenir enceinte, mais qu'elle en meurt ; elle doit donc se mettre dans le vagin un moukh (certain objet mou qui empêcherait le sperme d'arriver dans l'utérus) on donne le même conseil à une femme enceinte pendant les premiers six mois, et à une nourrice.

On savait aussi à quel âge le fœtus est complètement formé :

Mischnah dit : avant quarante jours aucun fœtus n'est formé ; le quarante et unième jour le fœtus mâle ou femelle est déjà formé ; d'après Rabbi Ismael un garçon est formé le quarante-unième jour et une fille le quatre-vingt-unième jour (il se fondait sur le passage du Lévitique, XII, 4 et 5).

On lit dans une beraïtha : Rabbi Ismael dit qu'une fille n'est formée qu'au bout de quatre-vingts jours et il se fondait sur l'Ecriture (Lévit., XII, 15), mais les autres Docteurs lui opposèrent un fait d'observation ; car, dirent-ils, la reine Cléopâtre ayant condamné à mort et fait exécuter ses esclaves, on les a disséquées et on a trouvé des fœtus des deux sexes qui étaient tous les deux formés au bout de quarante jours. Rabbi Ismael répondit que la fille a pu être conçue quarante jours avant la conception du garçon.

Les autres Docteurs croient qu'on a donné aux esclaves des remèdes pour les faire avorter quarante jours avant leur exécution, de sorte que le fœtus ne peut avoir que l'âge de quarante jours.

Rabbi Ismael, au contraire, pense que les remèdes n'agissent pas toujours, il y a des constitutions qui sont réfractaires à ces remèdes abortifs.

La Ghemara fait une autre objection ; on a trouvé la fille formée au bout de quatre-vingts jours ; n'est-il pas possible qu'on l'aurait trouvée formée quarante jours plus tôt.

Abayé répondit qu'il faut admettre que la fille n'était pas plus développée au bout de quatre-vingts jours que le garçon ne l'était au bout de quarante jours, elle aurait été plus développée au bout de quatre-vingts jours.

On savait combien de jours le placenta peut retarder sa sortie après l'accouchement du fœtus. Nous mettons en note tous les passages qui peuvent intéresser le lecteur.

Les talmudistes étudiaient la grossesse des divers animaux, ainsi que la production des fruits des arbres. Bien qu'ils admettent que la durée de la grossesse est de sept mois, on trouve dans le traité Jebamoth, fol. 80, qu'un docteur admit la possibilité du séjour d'un fœtus dans l'utérus pendant plus de neuf mois, même jusqu'à douze.

Dans le traité Haghigah, fol. 15, on lit qu'une femme peut devenir enceinte (beambate) dans un bain où un homme, qui l'a précédée, a éjaculé.

Enfin dans le traité Schabbath, fol. 175, à propos de la circoncision, la béraïtha considère l'enfant né à terme de neuf mois ou à sept mois, comme viable ; mais elle considère l'enfant, né à huit mois, comme non viable.

En somme si les docteurs du Talmud n'ont laissé aucun ouvrage exclusivement médical, ils ont tout de même touché à beaucoup de questions médicales et surtout gynécologiques pour leur religion, ils étaient obligés d'étudier les divers organes chez les animaux afin d'en empêcher l'absorption en cas de maladie ; la médecine y a gagné l'étude de la pathologie des viscères, qu'on ne trouve pas dans Hippocrate, le chercheur de symptômes seulement.

Leur théorie sur la semence est très drôle, ils donnent la recette pour avoir des garçons.

INDOUS

Nous avons cru devoir rechercher ce que les Indous pensaient des phénomènes de la génération. En effet en faisant abstraction des histoires merveilleuses d'Hérodote sur l'Inde, le renom de science de ce peuple n'a fait que s'accroître depuis l'époque où Alexandre dans son aventureuse expédition sur les bords de l'Indus s'amusait de l'ingéniosité avec laquelle les Brahmanes répondaient à ses devinettes entortillées. Le sanscrit a même été regardé pendant longtemps comme l'idiome le plus ancien et en quelque sorte la langue mère des populations Indo-Européennes. Nous nous sommes adressé en conséquence aux Védas, les plus anciens écrits indous dans lesquels il soit question de médecine. A côté de renseignements de quelque valeur, combien de fables n'avons-nous pas trouvées ou de notions mal observées ? D'ailleurs nous n'affirmons rien sur l'ancienneté pour ainsi dire fabuleuse qu'assignent à ces connaissances certains auteurs qui du reste écrivaient au milieu de ce siècle. Le Rig-Veda a été dans ces derniers temps dépouillé d'une partie de son importance, parce qu'on s'est aperçu que sa rédaction du moins écrite est plus récente qu'on l'avait cru, et que d'autre part il existe au milieu des passages les plus anciens de nombreuses interpolations.

Le Rig-Veda étant une collection d'hymnes aux dieux, il est inutile d'avertir que les notions médicales que nous allons rapporter sont d'un caractère hiératique très accentué.

La thérapeutique n'a pas d'autre formulaire que les invocations et les prières.

Plus tard, on peut remarquer, dans la physiologie indoue, la trace de quelques notions qui se développent et prennent corps chez les Grecs.

Ainsi l'opinion que la semence émane de la femme comme de l'homme se fait déjà jour. « Quand le dieu (Agni-Soma), dit le poète, s'étend pour le bonheur des hommes et développe avec force son énergique virilité, lui-même, invisible héros, façonne le sein (la flamme ou la science sacrée). Alors, entre le ciel et la terre, ils se rapprochent, et le père devient l'époux de la fille ; ils laissent échapper dans l'air quelques gouttes de leur semence féconde et le foyer du sacrifice en est arrosé. »

C'est encore dans le Rig-Veda que se rencontre, certainement pour la première fois, nous dit Daremberg, l'opinion que les enfants naissent à dix mois, opinion que l'on retrouve souvent après eux. « Maître des bois sacrés, sors de ta prison comme l'enfant sort de la matrice de sa mère. O aswins, écoutez mon invocation et délivrez Saptawadhri (l'étincelle ou le feu renfermé dans le bois) !... Porté pendant dix mois, sors du sein de ta mère enveloppé par les membranes utérines. Le jeune enfant est resté dix mois dans le sein de sa mère, qu'il en sorte vivant et fort ; que le fils et la mère vivent heureusement ! »

Le nombre sept prévaut aussi : il y a sept membranes, sept parties du corps, sept éléments du corps, sept sièges principaux pour les organes, soixante-dix vaisseaux, etc.

Les Indous n'ont pas cultivé l'anatomie comme ils l'ont fait pour les autres branches de la médecine. En effet le respect des morts s'opposait absolument à l'ouverture des cadavres ; ils n'avaient qu'une certaine habitude des cadavres d'animaux de boucherie ou destinés aux sacrifices. Presque toutes les notions anatomiques du Rig-Véda se trouvent rassemblées dans un hymne qui est une conjuration contre des maladies, dont les parties du corps humain peuvent être attaquées. « De tes yeux, de ton nez, de tes intestins, de ton fondement, de ton ventre, de ton cœur, du membre qui chasse le liquide, de tes poils, de toutes tes parties velues j'enlève la maladie. »

Les Indous tirent de fréquentes comparaisons des organes génitaux, surtout des organes femelles. Le beurre du sacrifice est la matrice d'Agni, le foyer du sacrifice est assimilé à la matrice où les libations de Soma conçoivent Agni.

On pourrait peut-être trouver une certaine analogie entre la forme du foyer du sacrifice telle que la donne Stevenson, et la forme de la matrice munie de ses cornes, telle qu'elle se présente chez la plupart des mammifères.

Les bassins du Soma, placés de chaque côté du foyer, sont comparés à deux djaghanas (il s'agit peut-être des testicules ou des ovaires).

Daremberg pense que la croix ansée des Egyptiens est aussi une figuration détournée et symbolique de l'utérus.

Enfin ces phrases : briser les résistances de la pudeur, forcer l'entrée du sein d'une femme, sont des allusions évidentes aux parties génitales externes et peut-être, dans le premier cas, aux obstacles qu'offre la membrane hymen.

L'hymne qu'on chantait en faveur des femmes enceintes sera lu avec intérêt, nous le citons en entier :

« O femme, qu'uni au sacrifice, Agni l'ennemi des Rakchasas, tue celui qui, sous le funeste nom de flux de sang, siège dans ton ventre pour nuire à ton fruit.

Le Rakchasa qui attaque le germe que tu sens frémir et serpenter en ton sein et veut détruire ton fruit, doit périr par nous.

Le Rakchasa qui écarte tes jambes, force l'entrée de ton sein et s'attache à ton fruit pour le dévorer, doit périr par nous.

Le Rakchasa qui sous la forme d'un frère, d'un mari, d'un amant, s'approche de toi et veut détruire ton fruit, doit périr par nous.

Le Rakchasa, qui profite de ton sommeil ou des ténèbres pour troubler ta raison et veut détruire ton fruit, doit périr par nous. »

Dans plusieurs passages du Rig-Véda, nous trouvons l'idée de prendre l'ombilic comme dénomination du centre : « Dans l'ombilic du sacrifice, j'ai reçu celui qui est notre ombilic », c'est-à-dire, j'ai versé dans le foyer soma, qui est lui-même le centre du monde.

Ailleurs on lit : « Sous l'ombilic du Dieu incréé (adja) reposait un œuf dans lequel se trouvaient tous les mondes ».

Susruta, à qui l'on attribue la rédaction de l'Ayurvéda, nous décrit dans cet ouvrage la dernière période de l'histoire de la médecine indoue ; la révélation divine cède la place à la science qui reprend une partie de ses droits, grâce sans doute à quelque influence étrangère. Nous rapportons plusieurs passages du sutrasthana et de la somatologie concernant exclusivement notre sujet. On verra que les Brahmanes qui avaient gardé si longtemps l'habitude des exorcismes et des cures merveilleuses ont fini par laisser pénétrer peu à peu quelques lueurs de l'esprit scientifique dans leurs védas.

AYURVÉDAS. — PREMIER LIVRE. — SUTRASTHANA (SUSRUTA)

Les menstrues viennent du chyle de l'âge de dix ans à l'âge de cinquante ans où elles cessent. Les menstrues renferment un principe igné.

Du chyle vient le sang, du sang la chair, de la chair les tissus, des tissus l'os, de l'os la moelle, de la moelle la semence de l'homme.

Le chyle dérive de la boisson et des aliments (p. 28, cap.xiv).

Plus loin dans le cap. xv, p. 32 : la moelle produit la volupté, la force, la semence de l'homme, la fermeté, le mouvement, le plaisir, la force du corps, la joie, la génération.....

Quand il y a consomption de l'embryon, celui-ci reste immobile et le ventre ne se développe pas.

Dans le chapitre (maladies de l'embryon), p. 186, cap. viii :

Les maladies de l'embryon viennent de mœurs grossières, de coït immodéré, de mouvements trop vifs de la mère, de coups, de marches trop rapides, d'une nourriture mauvaise, de la dyssenterie, du vomissement.

L'embryon se détache de l'utérus comme une feuille de son pétiole.

AYURVÉDAS. — DEUXIÈME LIVRE. — SOMATOLOGIE (SUSRUTA)

C'est dans la somatologie de Susruta que nous avons trouvé le plus de renseignements sur la fécondation de l'embryologie, telles que la comprenaient les Indous. Pour l'auteur de l'Ayurvéda, la semence de l'homme est un liquide très complexe dans lequel rentrent la bile, le sang, les substances fécales ou substances putréfiées de l'organisme, le phlegme, etc. Cette semence de l'homme est froide et non chaude, comme le croyaient les auteurs grecs, celle qui est douée de chaleur est la semence femelle; celle-ci est constituée par les règles qui servent en outre pendant la grossesse à nourrir le fœtus et, pendant la première année de l'existence de l'enfant, à alimenter les mamelles de lait. Mais Susruta connaît bien les membranes de l'œuf et il n'ignore pas que le fœtus se nourrit par les vaisseaux ombilicaux. Suivant lui l'embryon ne commencerait à avoir une âme que vers le huitième mois de la grossesse. Il compare son développement et sa croissance à ceux du nénuphar et bientôt, dit-il, on reconnaît les différentes parties qui le composent comme on reconnaît les fibres du bois.

CHINOIS

Nous ne trouverons pas de descriptions anatomiques chez les Chinois, pour la bonne raison qu'il leur était défendu, sous peine de mort, de toucher à un cadavre. Aussi, quand ils veulent parler de la topographie des organes, de leur forme et de leurs fonctions, disent-ils des choses incroyables. C'est de la pure invention. La science médicale, disons plutôt le charlatanisme médical, était transmis à quelques disciples seulement attachés à la cour de l'Empereur. Pas d'école en Chine ; et ceux qu'une légitime curiosité poussait à faire des investigations sur un corps mort, chose excessivement rare du reste, s'ils étaient pris, mouraient infailliblement, comme cela arriva à un médecin qui avait disséqué le cadavre de sa fille.

Sur les organes génitaux rien ; mais par exemple des idées très fantastiques sur la génération et l'embryologie.

La génération est produite par la copulation de l'homme avec la femme. L'homme pendant le coït lance dans le vagin, au moyen des conduits éjaculateurs de la verge, la liqueur séminale, appelée tsin. Cette liqueur traverse un conduit appelé yn-men, et pénètre dans un récipient nommé tsee-kong ou récipient des enfants, et ayant la forme du bouton de la fleur du nénuphar ; ce récipient contient, comme le bouton dont nous parlons, un certain nombre de vésicules qui sont autant de germes (yn) se développant par l'action de la liqueur séminale, nous trouvons dans l'anna chô-hoki ou livre pour la commodité des femmes traduit en français par M. Steenackers, l'explication des planches que nous avons pu reproduire grâce à l'obligeance de M. le Dʳ Rémy.

Pendant le 1ᵉʳ mois de la grossesse, l'enfant est sous la protection de Foudo Môo, il a la forme d'un chakoudjor.

Le 2ᵉ mois, ce dieu remet l'enfant qui a la forme d'un bokko, à Chaka.

Le 3ᵉ mois, Chaka remet l'enfant qui a la forme d'un miko à Moudjou.

Le 4ᵉ mois, Moudjou remet à l'enfant qui a la forme d'un Gokou à Foungè.

Le 5ᵉ mois, l'enfant à une apparence d'homme et Foungè le remet à Dzizô.

Le 6ᵉ mois Dzizô le remet à Mirokou
   7ᵉ — Mirokou — Sakouchi
   8ᵉ — Sakouchi — Kivammou
   9ᵉ — Kivammou — Seichi
  10ᵉ — Seichi — Amida

Il n'y a pas de raison pour que ces dieux qui habitent le Toudjikou (pays situé dans les Indes, le berceau du Boudhisme) soient dans le ventre d'un enfant qui est au Japon, et comme il y a une quantité considérable d'enfants dans les ventres, il est impossible que ces dix dieux se trouvent partout à la fois ; pour tourner la difficulté on prétend que chaque enfant a un mamorihoudzou (dieu protecteur). Nous croyons devoir rapporter ici mois par mois les phénomènes de la grossesse. A côté de faits inexacts et de conceptions extravagantes ils se trouvent fort bien observés.

1ᵉʳ Mois. — L'enfant ressemble à une goutte de rosée tombée sur une plante lorsque le vent souffle. Si le vent est trop fort, la rosée ne reste pas sur la feuille. — Pendant ce premier mois l'enfant est dans le Kobsoubo (utérus), il n'entre pas dans le ventre.

2ᵉ Mois. — L'enfant est à six soun (mesure de longueur) du vagin, bien qu'entré dans le ventre, il n'y occupe pas sa véritable place, il ressemble à un bouton de fleur de pêcher, il est fragile.

3ᵉ Mois. — La forme de l'enfant est celle d'une mamelle durcie par un engorgement laiteux ; il ressemble à un cocon, il a un nombril, sa position est la même que pendant le deuxième mois, il est un peu plus solide.

4ᵉ Mois. — Les mains et les épaules se montrent, le fœtus commence à avoir à peu près un aspect humain, il est à sa véritable place, au tanden, qui se trouve sous le nombril de la mère. — La femme dès lors doit éviter les mets faisandés, l'enfant remue.

5ᵉ Mois. — On reconnaît si l'enfant est mâle ou femelle.

Mâle { La mère a un goût prononcé pour les choses sûres. L'enfant change de position à gauche.

Femelle { La mère aime à manger des choses douces. L'enfant change de position à droite.

6ᵉ Mois. — Les cheveux poussent ; l'âme du père fait remuer le côté gauche, et celle de la mère le côté droit.

7ᵉ Mois. — Les sept trous s'ouvrent, la mère éprouve des difficultés à marcher, l'enfant prend une véritable forme humaine.

8ᵉ Mois. — L'enfant est pourvu d'une âme, la mère aime à dormir, elle digère mal. Quelquefois on accouche pendant ce mois ; si on soigne bien l'enfant, il pourra vivre, mais la plupart des enfants nés le huitième mois sont maladifs.

9ᵉ Mois. — L'enfant remue beaucoup, tantôt il est sur le côté droit, tantôt sur le gauche, la mère éprouve des coliques. L'enfant en une nuit boit un cho (trois mo) de lait. — S'il naît pendant le neuvième mois, il sera difficile de l'élever.

10ᵉ Mois. — L'enfant est absolument formé. — Les jambes s'ouvrent et se ferment facilement. La mère doit faire attention de ne pas s'exposer au vent et de ne pas accoucher par terre.

Différentes causes s'opposent à la génération ; les unes proviennent de l'homme, les autres dépendent de la femme. La stérilité de la femme est due : 1° à un embonpoint excessif ou accumulation de graisse dans les tissus cellulaires ; cette graisse empêche l'accès du sperme (tsin) dans le tsee-kong et par conséquent la fécondation du germe ; 2° à diverses maladies, telles que trouble dans la menstruation, leucorrhée, appauvrissement du sang, tumeur au ventre, maladies de la vessie, etc.

La fécondation du germe est intimement liée à l'écoulement menstruel. Dans le cas où il y a trouble dans la menstruation, par exemple : avance sur l'époque cataméniale ou écoulement trop abondant, le sang étant trop échauffé les germes contenus dans le tsee-kong étant trop échauffés eux-mêmes, ne peuvent être fécondés.

Dans le cas où il y a retard sur la période menstruelle ou insuffisance d'écoulement, le sang étant trop froid, le germe ne peut être fécondé. Dans le cas où il y a suppression de menstrues, le germe n'étant pas rafraîchi par l'écoulement devient trop sec et ne peut également être fécondé. Voici la recette :

Si le sang est trop échauffé, il faudra prendre, ainsi que nous l'avons dit plus haut :

> Kia-ouei-sse-ou-tang, ou bien
> sse-ou-tang auquel on ajoutera
> hiang-fou, houang-tsin, tsay-kou (7 gr. 36).

Si le sang est trop froid, le ramener à son état normal par le remède prolifique.

> Tiao-king-tchong-yn-tang.
> Tang-kouei, tchuen-hioug, ou-tchou-yn (15 gr.)
> chou-ty, hiong-fou (20 gr.), pe-cho, pe-fou-ling,
> Aching-py, mou-tan-py, yuen-kou-so (11 gr. 04).

Faire bouillir et le prendre chaque jour pendant l'éruption menstruelle ; deux mois suffisent, le troisième mois la femme pourra engendrer.

APTITUDES A LA GÉNÉRATION

Chez l'homme, le sperme commence à mûrir vers quatorze ans, et chez la femme les règles paraissent vers le même âge. En Chine, dans le but de laisser au sperme le temps de se consolider, on ne se mariait qu'à trente ans ; mais au Japon, les hommes se marient de seize à dix-sept ans et les femmes de treize à quatorze, car les parents craignent que leurs enfants tombent malades plus tard, ce qui les empêcherait d'avoir des enfants.

Ce n'est pas raisonnable d'avoir une femme, seulement parce qu'on l'aime, et la première cause de divorce est la stérilité de la femme. Si la femme est maladive, on ne peut avoir d'enfants, quand bien même elle aurait été saine pendant son enfance ; de plus une femme est forcément stérile si elle est atteinte de :

> Kekkai (métrorrhagie)
> Chakou (hystérie)
> Kochiké (Leucorrhée aiguë).

Les personnes de basse classe ont plus d'enfants que les personnes d'un rang élevé, aussi les seigneurs qui veulent procréer prennent-ils des concubines dans la basse classe, car ils ont un sang impur.

MANIÈRE D'AVOIR DES ENFANTS

Le temps réglementaire des règles est de trente heures ; suivant que les veines sont ou non en bon état, les règles paraissent ou ne paraissent pas. Le meilleur moment pour faire un enfant est entre la vingt-huitième et la vingt-neuvième heure. Pendant la période décroissante de l'écoulement menstruel, l'utérus se trouve à une distance de cinq soun, trois bous de l'entrée du vagin. Cinq jours après la fin des règles on peut encore faire un enfant, mais le sixième, l'utérus se resserre et ne laisse plus passer le sperme.

Lorsque l'homme et la femme voudront avoir des enfants, ils devront choisir pour coïter des jours autres que ceux de grand vent, forte pluie, rosée abondante, froid intense, brouillard épais, chaleur extrême, tonnerre, temps très humide, tremblement de terre, et le premier jour de chaque quartier de lune ; le dernier jour de l'éruption menstruelle et les deux jours qui suivent doivent être adoptés de préférence.

Le germe étant rafraîchi par les menstrues se trouve dans les meilleures conditions pour être fécondé.

Il est facile de reconnaître si une femme est enceinte ; le premier mois le pouls est che (plein) (ni fou ni tchin), tche-tche, le deuxième mois le pouls est tche-tche (but, plein), le troisième mois houan-hoa ou tche-tche, le quatrième mois houan-hoa ou tche-tcho, le cinquième mois hong-ta.

On pourra également savoir si une femme est enceinte d'un garçon ou d'une fille, pendant les cinq premiers mois. Si la femme est enceinte d'un garçon, le pouls tche de la main droite est élevé ; si c'est d'une fille, le même pouls de la main gauche est élevé et si tous deux ont cette élévation, c'est un signe qu'elle est enceinte de deux enfants. — Suivent des prescriptions sur la manière de se comporter pendant la grossesse : ne pas manger des choses amères ou trop chaudes, l'enfant naîtrait avec des boutons sur la tête ; ne pas trop coïter après le cinquième mois, l'enfant aurait la petite vérole ou le Fouthitsou (rhumatismes) ; ne pas manger des œufs de poule avec du saumon sec, l'enfant souffrirait de syphilis. Sur la manière de couper le cordon : on met le cordon sur le vase destiné à le recevoir et avec le couteau en bambou on fait semblant de le couper, en se servant du vrai couteau, le bout adhérent à l'ombilic doit être enveloppé dans du papier lié avec du lin ; enterrer le cordon dans un endroit où tout le monde passe. Voici les soins à donner au nouveau né : le cent vingtième jour, on donne à manger pour la première fois à l'enfant, on fait seulement semblant de leur donner du riz, il faut faire asseoir l'enfant mâle sur le genou droit, et l'enfant femelle sur le genou gauche. Quand un enfant dort, il faut éloigner la lumière et veiller à ce que la mère ne souffle pas son haleine sur lui (la mère est impure pendant trente-cinq jours). Pour empêcher l'enfant de remuer, on lui met sur le ventre un oreiller dans lequel on a eu soin de placer du millet ou des petits pois rouges !

CHAPITRE II

HOMÈRE — HÉRODOTE — PYTHAGORE — PARMÉNIDE — EMPÉDOCLE — HIPPON — ALCMÉON — ANAXAGORE — DÉMOCRITE — LES ASCLÉPIADES.

Nous n'avons plus désormais à remonter à une antiquité fabuleuse, comme dans le chapitre précédent; il nous faut au contraire redescendre à une période presque moderne. La Grèce est restée dans la barbarie bien longtemps après que l'Egypte et la Chaldée eurent atteint un état de civilisation déjà fort avancée.

Par contre les questions si difficiles de la génération et de l'embryogénie humaines seront débarrassées de cette enveloppe hiératique qui les étouffait; les auteurs grecs vont traiter ces sujets avec une liberté toute laïque; au lieu de révélations, nous ne rencontrerons plus maintenant que des arguments contestables peut-être, mais d'ordre scientifique. Il est même surprenant de voir les penseurs de l'époque la plus reculée comme les philosophes ioniens et pythagoriciens traiter ces matières sans sortir du matérialisme en quelque sorte le plus trivial; ce sont les phénomènes physiques les plus grossiers qu'ils invoquent pour expliquer la formation de l'embryon et la détermination des sexes.

Du reste les mots qu'ils emploient et une bonne partie des théories qu'ils émettent ont une base populaire. Profitant d'une étude très curieuse faite par Daremberg et Malgaigne sur les notions de médecine que l'on trouve dans Homère, nous avons recueilli dans ce vieux poète quelques renseignements qui ne manquent pas d'intérêt : des mots qui ont été employés par les siècles postérieurs, par exemple : αἰδοία (organes génitaux externes), le bas-ventre qui est signalé comme la partie qui s'étend des organes génitaux externes à l'ombilic.

Aristophane à son tour a souvent mis à contribution la langue d'argot pour désigner soit l'ensemble des organes génitaux, soit leurs diverses parties. Signalons l'emploi de termes qui sont restés dans le langage anatomique. Le membre viril est nommé πόσθη, ποσθιον (on retrouve. ce mot dans Hippocrate), ce poète appelle le pénis κριθή (donner l'orge, c'est-à-dire satisfaire ses appétits vénériens. C'est encore ainsi qu'on comparait dans le bas empire les parties génitales de la femme à une bourse de cuir) ἐρέβινθος, pois chiche (donner les pois chiches au cochon, c'est-à-dire copuler), etc. Le vocabulaire d'Aristophane n'est pas moins riche pour les organes génitaux de la femme que pour ceux de l'homme : δόριλλος de δείρειν qui veut dire écorcher, est une allusion sans doute à l'épilage des parties sexuelles, auquel se livraient les femmes ; κύσθος et χοῖρος, c'est-à-dire cochon : χαιρος serait le petit cochon, κύσθος le cochon adulte, c'est-à-dire genitalia de la jeune fille et genitalia de la femme ; le clitoris comparé à une baie de myrte est nommé μύρτον. Mais les notions populaires du temps de Pythagore devaient se réduire à peu près aux connaissances de certaines matrones expertes en l'art des accouchements. L'auteur hippocratique nous dit par exemple que les sages-femmes grecques expliquaient la formation du fœtus par la rétention de la semence, or comme celle-ci n'était pas très solidement fixée, on pensait que les sauts et autres contorsions suffisaient pour le décrocher de l'utérus : ainsi Euryphon fixait la femme pour la faire avorter sur une échelle qu'on secouait jusqu'à ce que l'embryon fût tombé ; il employait du reste la même méthode pour faire rentrer la matrice, quand elle était en prolapsus, mais avec cette différence que la patiente était alors fixée la tête en bas !

Le fameux nombre sept dont nous avons montré l'influence jusque dans l'Inde a exercé aussi ses effets cabalistiques dans la Grèce. Homère parle de la viabilité du fœtus à sept mois : cette croyance était même assez enracinée. Ainsi dans le vingt-septième fragment de Solon, on trouve une distribution physiologique des périodes de la vie humaine, où nous voyons apparaître la puissance du nombre sept, combinée avec celle du nombre dix ; et nous trouvons dans Hérodote, ce charmant conteur bien postérieur, il est vrai, à Pythagore, un récit qui met pleinement en relief la croyance populaire dans les grossesses de sept mois :

ANECDOTE RACONTÉE PAR HÉRODOTE

(Durée de la grossesse.)

Ariston, roi de Sparte (en 560), n'ayant point eu d'enfants de deux femmes qu'il avait épousées, et supposant que la faute en était, non point à lui, comme quelques-uns le prétendaient, mais à ses femmes, enleva celle de son ami Agetus ; or il advint que cette troisième femme accoucha de Démarate à un temps trop court et avant qu'elle eût accompli les dix mois.

Ariston fut très troublé ; il compta et recompta sur ses doigts et finit par dire avec serment : « Cet enfant ne peut être à moi. »

Mais les femmes, en pareille occurrence, ne manquent pas de trouver quelque moyen habile de justification auprès de leur mari. Ariston fut donc convaincu qu'il était bien le père de Démarate, et dès lors il dormit tranquille.

Toutefois Démarate lui-même, n'étant pas aussi assuré de la légitimité de sa naissance, ne craignit pas, après un sacrifice, d'interpeller sa mère à ce sujet. La femme d'Ariston ne fut pas plus embarrassée devant son fils que devant son mari, et elle se montra aussi bien renseignée que la meilleure sage-femme : « Vos ennemis, dit-elle, insistent principalement sur ce qu'Ariston, ayant reçu la nouvelle de votre naissance, affirma en présence de plusieurs personnes que vous n'étiez pas son fils, parce que le terme de dix mois n'était pas encore passé ; mais cette parole lui échappa parce qu'il n'était pas instruit à cet égard. Sachez que les femmes accouchent à neuf mois, à sept, et ne vont pas toutes jusqu'à la fin du dixième mois. Quant à moi, mon fils, je vous ai mis au monde au bout de sept mois ; et Ariston reconnut lui-même peu après son imprudence. Je vous ai dit la vérité tout entière. »

PYTHAGORE

Pythagore était né dans l'Asie-Mineure, à Samos, 600 ans environ avant J.-C. Il étudia, paraît-il jusqu'à l'âge de dix-huit ans sous un certain Hermodamas. L'Ionie était alors beaucoup plus civilisée que les autres pays de langue grecque et notamment que la Grèce continentale ; mais cependant la curiosité de Pythagore n'ayant pas été satisfaite, il résolut d'aller chercher en Egypte et en Chaldée l'instruction qu'il ne parvenait pas à recevoir dans sa patrie. Les deux pays, qui ont eu dans les temps mythologiques de la Grèce une grande influence, notamment l'Egypte, étaient relativement mieux connus des Ioniens que des autres Hellènes, à cause de la proximité géographique et des relations commerciales que celle-ci entraînait. C'est Thalès de Milet qui l'engagea, paraît-il, à se rendre sur les bords du Nil ; les prêtres de ce pays lui dévoilèrent en partie leurs mystères ; de l'Egypte il pénétra dans la Chaldée où il se serait entretenu avec les mages les plus célèbres de Babylone... Tout cela est bien incertain et cependant les mœurs du temps et l'esprit voyageur des Grecs donnent à toute cette histoire une certaine consistance ; il tira de ses voyages la grossesse de sept mois, mais au lieu de se contenter de preuves astronomiques des Chaldéens, il appuya cette hypothèse de conceptions empruntées à ses découvertes sur les vibrations sonores et leurs lois, cela semble résulter du moins d'un passage très curieux

que nous empruntons à Censorinus. La musique est la science de
bien moduler : elle consiste dans le son ; or le son est tantôt plus
grave, tantôt plus aigu. Cependant chaque son simple, et pris d'une
manière absolue, est appelé en grec φθόγγος (son). La différence d'un
son à un autre, entre l'aigu et le grave, est appelée en grec διαστημα
(diastème, intervalle). Entre le son le plus grave et le son le plus aigu,
il peut y avoir plusieurs diastèmes successifs, les uns plus grands,
les autres plus petits ; celui par exemple qu'on appelle τόνος (ton) ou
celui qui, plus petit, est appelé ημσιτονιον (semi-ton), ou l'intervalle de
deux tons, de trois, et de quelques autres encore. Mais tous les sons,
arbitrairement combinés avec n'importe quels autres, ne produisent
pas dans le chant des consonances agréables. De même que nos
lettres, si on les assemble au hasard et sans ordre, ne formeront
presque jamais ni des mots, ni même des syllabes que l'on puisse
prononcer ; de même, dans la musique, il n'y a que certains in-
tervalles qui puissent produire des symphonies. Or, la sympho-
nie est l'union de deux sons différents, qui forment un agréable
concert.

Les symphonies simples et primitives sont au nombre de trois, et
les autres en sont dérivées : la première ayant un intervalle de deux
tons, et un demi-ton, s'appelle diatessaron ; la seconde, de trois
tons et un semi-ton, se nomme diapeute ; la troisième est nommée
diapason, son intervalle renferme les deux premières. Il est, en effet,
ou de six tons, comme le prétendent Aristoxène et les musiciens ;
ou de cinq tons et de deux semi-tons, suivant Pythagore et les géomètres, qui démontrent que deux semi-tons ne peuvent former un
ton complet. Aussi est-ce abusivement que Platon nomme cet intervalle, ημιτονιον il est proprement appelé διεσις ou λειμμα.

Maintenant pour faire voir comment les sons, qui ne tombent ni
sous le sens de la vue, ni sous celui du toucher, peuvent être mesu-
rés, je citerai l'admirable invention de Pythagore qui, scrutant les
secrets de la nature, a trouvé que la règle des nombres s'applique
aux sons de la musique. Il prit, à cet effet, des cordes sonores,

égales en grosseur et en longueur et il y suspendit différents poids.
Voyant, après avoir frappé ces cordes à diverses reprises, que les sons
qu'elles rendaient ne formaient aucune consonance, il changea les
poids ; et répétant souvent ces expériences, il finit par s'assurer que
deux cordesdonnaient la consonance appelée diatessaron, lorsque
leurs poids, comparés entre eux, étaient dans le rapport de trois à
quatre : ce son, les arithméticiens grecs l'appellent ἐπίτριτον (troisième et demi), les Latins supertertium (au-dessus de trois). La
consonance appelée diapeute, il l'obtint quand la différence des
poids était dans la proportion sesquitierce, que présente deux
comparé à trois ; et cette consonance s'appelle ἡμιόλιος. Lorsqu'une
corde était tendue par un poids deux fois plus fort que celui d'une
autre, et se trouvait, comme disent les Grecs, en raison double, il
avait la consonance appelée diapason. Il fit les mêmes expériences
avec des flûtes, et il obtint les mêmes résultats. Il se servit de quatre
flûtes de la même grosseur, mais d'une longueur inégale : la première
par exemple était longue de six doigts ; la seconde d'un tiers en plus,
c'est-à-dire de huit doigts ; la troisième, plus longue de la moitié
que la première, en avait neuf ; enfin la quatrième en avait douze,
lougueur double de celle de la première. Ayant donc soufflé dans
chacune de ces flûtes, et comparé deux à deux les sons de chacune
d'elles, il apprit à tous les musiciens qui l'écoutaient que la première
et la seconde flûte, dans le rapport de trois à quatre, donnaient la
consonance nommée diatessaron (la quarte) ; qu'entre la première
et la troisième, dans le rapport de deux à trois, on obtenait la
consonance diapeute (la quinte), qu'enfin l'intervalle de la première
à la quatrième, dans le rapport de un à deux, était le diastème
appelé diapason (l'octave). Mais il y a cette différence entre les
flûtes et les cordes sonores, que plus les flûtes sont longues, plus
le son est grave ; tandis que pour les cordes, plus le poids
qu'on y suspend est fort, plus le son des cordes est aigu ; les
proportions pourtant sont toujours les mêmes d'un côté comme de
l'autre.

EXPLICATION DU SYSTÈME DE PYTHAGORE SUR LA FORMATION
DU FRUIT UTÉRIN (D'APRÈS CENSORINUS)

« Après cette explication, obscure peut-être, mais la plus claire pourtant que j'aie pu donner, je reviens à mon sujet et je dirai le sentiment de Pythagore sur le nombre de jours nécessaires pour la gestation.

D'abord, ainsi que je l'ai dit plus haut, il admet en général deux espèces de gestation : l'une plus courte, et appelée gestation de sept mois, qui permet à l'enfant de sortir des flancs de la mère deux cent dix jours après la conception ; l'autre plus longue, et appelée gestation de dix mois, qui l'en fait sortir au bout de deux cent soixante-quatorze jours.

Dans la première, c'est-à-dire dans la plus courte, c'est le nombre senaire qui a le plus d'influence, car la semence qui, suivant ce philosophe, est pendant les six premiers jours un liquide laiteux, se transforme en sang pendant les huit jours suivants ; et ces huit jours, ajoutés aux six premiers, répondent à la première consonance appelée diatessaron.

En troisième lieu, neuf autres jours sont nécessaires pour la formation de la chair ; or, ces neuf jours, rapprochés des six premiers, sont dans le rapport de deux à trois et répondent à la seconde consonance, appelée diapeute. Ils sont suivis de douze autres jours, pendant lesquels s'achève la formation du corps, et qui, comparés aussi avec les six premiers, répondent à la troisième consonance, appelée diapason, étant dans le rapport de un à deux. Or ces quatre nombres, six, huit, neuf, douze, réunis font trente-cinq jours. Et ce n'est point sans raison que le nombre senaire est le fondement de la génération ; aussi est-il appelé par les Grecs τέλειος (excellent) et parfait dans notre langue, parce que trois parties de ce nombre, la sixième, le tiers, et la moitié c'est-à-dire un, deux et trois, concourent à le parfaire. Mais, de même que le premier état de la semence, ce principe

laiteux de la conception, a surtout besoin de ce nombre pour se per-
fectionner ; de même ce commencement de l'homme conformé, cet
autre principe de la maturité future, principe qui met trente-cinq
jours à se développer, parvient à la maturité après six révolutions de
ce nombre, c'est-à-dire au bout de deux cent dix jours. Quant à
l'autre gestation, qui est plus longue, elle est réglée par un nombre
plus fort, c'est-à-dire par le nombre septenaire, qui influe sur toutes
les périodes de la vie humaine, ainsi que l'a écrit Solon, que le té-
moignent les Juifs dans les calculs de leurs jours, et que paraissent
l'indiquer les rituels des Etrusques. Hippocrate lui-même et d'autres
médecins ne suivent pas d'autre règle pour les maladies du corps ;
car il faut une grande attention à chaque septième jour, qu'ils appellent χρισιμον (critique). Si donc le principe génératif, dans la première gestation, demeure le même pendant six jours, après lesquels
la semence se change en sang, il en exige sept dans la seconde, et
comme dans le premier cas, l'enfant est pourvu de ses membres au
bout de trente-cinq jours, de même, dans le second cas, il en faut,
pour ce résultat, environ quarante. Voilà pourquoi les quarantièmes
jours sont, en Grèce, une date solennelle. Ainsi la femme en couches
ne paraît point en public avant le quarantième jour de sa délivrance ;
pendant cet espace de temps, en effet, la plupart des femmes souffrent
encore de leur grossesse, et sont sujettes à des pertes de sang ; durant ce temps-là aussi les nouveau-nés sont languissants ; aucun
sourire, aucun jour sans danger. C'est pourquoi ce terme est
ordinairement un jour de fête, que l'on appelle τεσσαραχοστον (quarantième). Ces quarante jours donc, multipliés par les sept jours pri-
mitifs, en font deux cent quatre-vingts, c'est-à-dire quarante semaines.
Mais comme l'enfantement a lieu le premier jour de cette dernière
semaine, il en faut retrancher six jours, et il en reste deux cent
soixante-quatorze, nombre qui s'accorde parfaitement avec l'aspect
tétragone des Chaldéens. En effet, le soleil faisant le tour du zodiaque
en trois cent soixante-cinq jours et quelques heures, il faut bien, si
l'on en retranche le quart, c'est-à-dire quatre-vingt-onze jours et

quelques heures, qu'il parcoure les trois autres quarts dans les deux cent soixante-quinze jours moins quelques heures, jusqu'à ce qu'il soit parvenu à ce point d'où il regarde, suivant le côté du carré, le commencement de la conception. Que l'esprit humain ait pu distinguer ces jours de transformations constantes, et pénétrer ces mystères de la nature, c'est ce qui ne doit étonner personne ; car ces découvertes sont dues aux nombreuses observations des médecins, qui, voyant que beaucoup de femmes ne retenaient pas, après l'avoir reçue, la semence de l'homme, ont remarqué qu'elle était laiteuse quand elle s'échappait dans les six ou sept premiers jours, et c'est ce qu'ils ont appelé ἔκρυσιν (écoulement), que plus tard, elle était un liquide sanguin et c'est ce qui s'appelle εκτρωσμος (avortement). Si, d'un autre côté, le temps de ces deux sortes de gestation paraît comprendre un nombre de jours pair, tandis que Pythagore ne regarde comme parfait que le nombre impair, il n'y a point là de contradiction avec son système. Il fait, en effet, des deux nombres impairs, deux cent neuf et deux cent soixante-treize, un terme absolu ; mais à chacun de ces nombres, il faut ajouter quelque chose, qui pourtant ne fait point un jour entier. La nature elle-même nous en fournit un exemple, aussi bien dans la durée de l'année que dans celle du mois, puisque l'année se compose du nombre impair de trois cent soixante-cinq jours, plus une fraction, et le mois lunaire d'un peu plus de vingt-neuf jours.

Il n'est donc pas incroyable que la musique ait quelque rapport à notre naissance. Soit, en effet, qu'elle consiste seulement dans la voix, comme le dit Socrate ; soit, comme le prétend Aristoxène, qu'elle dépende de la voix et des mouvements du corps ; soit enfin qu'il faille ajouter à ces deux conditions les mouvements de l'âme, comme le pense Théophraste ; certes, elle a en soi bien des principes divins, et elle peut beaucoup pour remuer les âmes, c'est pourquoi Pythagore, qui voulait que son âme demeurât toujours imbue du sentiment de sa divinité, avait, dit-on, coutume de jouer de la cithare avant de s'abandonner au sommeil, et dès qu'il était réveillé. Le médecin Asclépiade, à l'aide d'une musique harmonieuse, rendit souvent la raison aux esprits troublés des frénétiques.

Enfin Erophile, qui professait le même art, prétend que les pulsations de veines se font d'après les règles du rhytme musical. Si donc l'harmonie préside aux mouvements du corps et de l'âme, il est hors de doute que la musique n'est point étrangère à notre naissance. »

Les hypothèses de Pythagore ne se sont pas bornées à la grossesse de sept mois et à celle de dix mois. Nous avons trouvé d'autres idées de lui sur différents points de la génération, soit dans Elien, soit dans Censorinus ou Plutarque : nous allons les énumérer.

Il supposait que du cerveau et de la moelle s'échappe une liqueur qui se rend aux testicules par des canaux spéciaux, et de là à la verge d'où elle sort au moment du spasme vénérien. Il pensait que les liqueurs du corps humain se distinguent en trois substances selon la différence de leur densité : en sang, en eau et en lymphe. De la partie la plus pure du sang ou écume, se forme l'embryon. Cette substance est composée de deux parties : l'une subtile, provenant du cerveau ; l'autre grossière, du sang ; la première forme l'âme et les sens de l'enfant, la seconde les parties solides. Suivant lui, il ne faut que quarante jours au fœtus pour se former, mais il n'est mûr qu'au septième ou au dixième mois, ainsi que nous l'avons vu plus haut.

Pythagore ayant vécu à une période très éloignée de la nôtre et les matériaux qui sont parvenus jusqu'à nous étant peu nombreux, nous n'osons affirmer que les opinions précédentes lui appartiennent toutes véritablement ; elles ont peut-être été émises en réalité par ses disciples et continuateurs, soit par Theulages, son fils, qui continua l'école paternelle, soit par Empédocle. Dans tous les cas, Pythagore possédait certainement des connaissances médicales. Celse assure qu'il hâta les progrès de la médecine. Suivant Elien, il exerça la profession médicale dans plusieurs villes. Malheureusement Pythagore, qui s'était instruit à l'école des Mages et des prêtres égyptiens, avait pris sans doute de ses maîtres le goût des formules bizarres, et la tendance à cacher ses opinions au vulgaire, à les tenir renfermées, pour ainsi dire, comme le pratiquait la caste des prêtres égyptiens.

Pour dérober sa doctrine à l'intelligence du peuple, il l'enveloppa d'expressions singulières, qui devinrent très obscures, dès que la décadence de son école ne permit plus de les éclaircir par une interprétation verbale.

PARMÉNIDE

Parménide, disciple direct de Pythagore, soutint que la semence venant du testicule droit donne des enfants ressemblant au père ; et celle du testicule gauche, des enfants ressemblant à la mère. Il supposait aussi que dans l'union des sexes (coït), il y avait lutte entre le principe mâle et le principe femelle, et que c'était le vainqueur qui donnait son sexe à l'enfant. Les idées que Parménide et les autres Pythagoriciens eurent sur l'anatomie et la physiologie ne procédaient pas entièrement de vues théoriques, bien que leurs recherches ne les eussent pas menés, malgré tous leurs efforts, à des connaissances beaucoup plus étendues que celles des bouchers.

Chalcidius nous apprend qu'ils étudiaient avec beaucoup de soin les animaux et qu'ils en disséquaient un grand nombre.

EMPÉDOCLE

Le rôle *d'Empédocle* paraît beaucoup plus important que celui de Pythagore et de Parménide, et nous croyons même qu'on doit voir en lui et en Démocrite les fondateurs de l'anatomie.

Disciple de Parménide et de Theulages, il avait composé un poème sur la médecine qui comprenait plus de six mille vers (d'après Daniel Leclerc). Plutarque nous raconte qu'il connaissait la membrane qui tapisse la coquille du limaçon, etc. Par une conjecture hardie que la science est venue confirmer, il compara les graines aux œufs des animaux.

Il soutint que certaines parties du corps de ces derniers étaient contenues dans la semence du mâle, et certaines autres dans la semence de la femelle ; et comme il supposait que les parties qui ont été séparées cherchent naturellement à se réunir, il conclut que c'est de la tendance à ce rapprochement que vient l'appétit vénérien dans l'un et l'autre sexe. Comme Anaxagore, il pensait que le testicule droit engendre les garçons, et le testicule gauche les filles.

Comme Aristote, il croyait que le cœur est le premier organe formé, parce qu'il est la principale source de la vie de l'homme.

Quant à la grossesse gémellaire, il s'imaginait, comme Alcméon, que dans certains cas, la semence étant en excès se séparait en deux, et se logeait en deux endroits distincts de la matrice. Si les deux points étaient également chauds, il y avait deux garçons ; s'ils étaient également froids, deux filles ; s'il y avait des différences de chaleur, un garçon et une fille. Voici maintenant comme il expliquait la ressemblance des enfants à leurs parents. « S'il y a eu dans la semence du père ou de la mère le même degré de chaleur, il naît un garçon qui ressemble au père ; s'il y a le même degré de froid, une fille qui ressemble à sa mère ; que si la semence du père est chaude, et froide celle de la mère, il naîtra un garçon dont les traits seront ceux de la mère ; mais si la semence de la mère est chaude et froide celle du père, il naîtra une fille qui ressemblera au père ».

HIPPON

Exposons maintenant les idées sur la génération, d'un autre Pythagoricien, contemporain d'Empédocle.

Hippon de Métaponte, ou, comme Aristoxène l'assure, de Samos, croyait que la liqueur spermatique vient des canaux médullaires. Ce qui le prouve, selon lui, c'est que si l'on tue un mâle aussitôt après l'accouplement, on ne trouve plus sa moelle qui est épuisée. (Voir la note, p. 167.)

Il croyait comme Diogène d'Apollinie et les stoïciens que la semence du père est seule prolifique. Il pensait que la tête, qui, suivant lui, est le siège de l'âme, était en conséquence la première à se former.

Comme Diogène et Démocrite, il soutenait qu'il y a dans l'utérus une proéminence que l'enfant saisit avec la bouche, et qu'il y puise sa nourriture, de même qu'après sa naissance, il la tire du sein de sa mère; que de la semence la plus déliée naissent les filles, et de la plus épaisse les garçons.

Comme Empédocle il attribuait les grossesses multiples au partage de la semence qui, disait-il, va en deux points, quand il y en a trop pour un seul enfant; suivant lui l'enfant peut naître du septième mois au dixième, car le fruit est déjà mûr dans le septième mois, et puis le nombre septénaire a une grande influence en toute chose.

ALCMÉON

Alcméon était disciple de Pythagore, comme Empédocle du reste. Lui aussi, bien qu'il ait été surtout un philosophe, s'adonna à la médecine. Suivant Chalcidius, ancien commentateur de Platon, il aurait été le premier à disséquer des animaux, dans le dessein de connaître la structure des parties dont ils sont composés. Comme Pythagore son maître, il disait que la semence vient du cerveau. D'après lui, le fœtus se nourrit dans le ventre de sa mère, en attirant la nourriture par tous les endroits de son corps. Il pensait que l'enfant est du sexe de celui des parents qui a fourni le plus de semence; opinion qui a été adoptée par Hippocrate. Enfin Plutarque nous apprend qu'il admettait, comme Hippocrate aussi, que la tête se formait la première, avant toutes les autres parties du corps, parce qu'elle logeait l'âme.

ANAXAGORE

Anaxagore était de l'école des philosophes ioniens. Les disciples de Thalès de Milet avaient des connaissances médicales assez étendues, très probablement à cause du voisinage de l'Orient, et aussi parce que les Asclépiades étaient tout près d'eux. Malgré les précautions prises par cette famille, une partie de la science médicale acquise par ses membres devait s'être répandue un peu au dehors.

Anaxagore avait puisé dans l'enseignement de ses maîtres quelques idées physiologiques ; il les a modifiées, peut-être, mais nous ne pensons pas qu'il les ait inventées de toute pièce. Il prétendait que la formation du fœtus était due à une chaleur éthérée, qui était la cause de l'agencement des différentes parties du corps humain. Il soutenait que le fœtus se nourrit par le cordon ombilical ; comme Parménide, il pensait que le testicule droit engendre des garçons, et le testicule gauche des filles. Il croyait, comme Alcméon, que l'enfant ressemble à celui des parents qui a fourni le plus de semence.

DÉMOCRITE

Un de ses élèves, *Démocrite*, fut en relation directe avec Hippocrate à l'occasion que voici ; comme les Abdéritains le voyaient toujours rire, ils écrivirent à Hippocrate pour l'engager à venir soigner leur illustre compatriote, qui était devenu fou, disaient-ils. Hippocrate connaissant le grand mérite de Démocrite ne se fit pas prier. Il vint à Abdère, où il trouva le philosophe en train de disséquer un animal. Le père de la médecine, lui ayant demandé pourquoi il avait entrepris ce travail, Démocrite répondit : que c'était pour voir si la folie n'était pas due à la bile. Hippocrate trouva la réponse très raisonnable et affirma que Démocrite n'avait pas du tout perdu l'esprit.

Cicéron nous apprend que ce philosophe médecin connaissait très habilement, à l'inspection des entrailles, les événements futurs. Mais ce n'est pas seulement comme aruspice qu'il ouvrait les animaux, c'était aussi comme anatomiste ; il a laissé en effet plusieurs livres sur cette science, qui ne sont pas parvenus jusqu'à nous.

Voici ce qui a trait à l'embryon d'après Censorinus. Chez le fœtus, les parties communes à l'homme et à la femme sont constituées indifféremment par la semence des deux parents ; mais les parties sexuelles proviennent directement du parent, dont la semence a occupé la première le siège de la génération. La tête et le ventre se forment les premiers parce qu'ils contiennent plus de vide que n'importe quelle autre partie du corps.

Il croyait que le sperme provient d'une sécrétion des différentes parties qui forment le corps, c'est-à-dire des chairs, des os, des nerfs.

Comme Pythagore, il pensait que les femmes sécrètent du sperme comme les hommes, attendu qu'elles ont des vaisseaux semblables et des testicules comme les mâles ; mais ces organes sont placés en sens inverse, de là des désirs plus forts que les besoins.

Il ne semble pas s'être rendu un compte bien exact du mécanisme de la vie embryonnaire, car il admettait que le fœtus se nourrit avec la bouche dans le ventre de sa mère, en suçant des sortes de tétines, situées dans l'intérieur de la matrice ; c'est du reste, dit-il, pourquoi, dès qu'il est né, il a l'instinct de sucer les mamelles de sa mère. Comme la plupart des écrivains de son temps, il était partisan des gestations de sept mois et de dix mois.

Nous croyons que l'influence de Démocrite sur l'anatomie a été très considérable. Il suffit pour s'en convaincre de lire Diogène de Laerce et l'étude magistrale de L. Leclerc sur les médecins Arabes (où l'on trouve mentionnés parmi les traductions Arabes beaucoup des ouvrages de Démocrite), pour s'apercevoir que ce grand homme n'était pas seulement l'éternel rieur que l'on connaît.

LES ASCLÉPIADES

Nous ne parlerons des Asclépiades que pour mémoire. Ces prêtres médecins étaient, suivant leurs traditions, descendants d'Esculape.

Aucune de leurs découvertes n'est parvenue jusqu'à nous. Galien rapporte qu'ils enseignaient l'anatomie à leurs enfants, dès leur plus jeune âge; ils leur apprenaient en même temps à disséquer des animaux. Qu'ils aient fait quelques découvertes, c'est possible. Dans tous les cas, elles sont restées inconnues, ou bien on les a attribuées à d'autres auteurs. Il est impossible de savoir ce qui leur appartient en propre dans les conceptions énoncées par l'auteur hippocratique, nulle part il ne s'est donné la peine de relater la filiation des idées qu'il émet.

CHAPITRE III

Le grand nom d'Hippocrate clôt la période pour ainsi dire fabuleuse de nos recherches. Désormais il n'est plus besoin de déchiffrer péniblement les vieux papyrus de l'ancienne Egypte, ou d'interroger les briques plus ou moins mutilées sur lesquelles l'antique Chaldée a inscrit ses triomphes, ses lois, ses croyances religieuses et aussi ses idées scientifiques, ni même de rechercher dans la Bible ou l'ayur Védas le sens douteux de phrases bien des fois séculaires. Nous sommes maintenant en pays connu. Non seulement l'antiquité, mais encore le moyen âge, la renaissance sont au courant des théories qu'aurait émises sur la fécondation et la génération le père de la médecine; sans cesse on les voit rappelées et approuvées dans les ouvrages de ces différentes époques. En plein dix-septième siècle, Riolan cite gravement des opinions d'Hippocrate et plus d'une fois on voit le grand anatomiste français s'abriter derrière l'autorité du plus illustre des Asclépiades.

Malheureusement les livres hippocratiques ont eu le sort de bien des œuvres humaines ; de loin leur masse donne l'illusion de quelque chose d'imposant, mais, qu'on s'approche plus près et on ne tarde pas à apercevoir les lézardes de l'édifice. On est bien forcé de s'avouer que la solidité n'en était qu'apparente.

L'éminent traducteur des œuvres hippocratiques est le premier à mettre en garde contre une erreur longtemps acceptée par la généralité des médecins. Il ne croit pas beaucoup à l'authenticité de la collection des œuvres hippocratiques, ou du moins il croit qu'Hippocrate n'a écrit que fort peu des traités qui la composent ; le reste serait dû à ses successeurs, à Polybe par exemple ou même à des écrivains de l'école de Cnide. « C'est un corps d'ouvrages dépareillés, dit-il, incomplets, issus de plusieurs mains, extraits les uns des autres, formés de notes personnelles et de fragments. » Qu'on songe en effet à la quantité de livres précieux qu'on a perdus avant la fondation de la bibliothèque d'Alexandrie. L'histoire des manuscrits d'Aristote n'est-elle pas là pour nous montrer les vicissitudes par lesquelles ils étaient exposés à passer. Les administrateurs de la bibliothèque d'Alexandrie ont eu le grand mérite de sauver d'une destruction totale bon nombre de ces œuvres anciennes ; mais ils n'ont pas toujours mis dans leur rôle de conservateurs tout le discernement désirable. Les scribes royaux achetaient sous leur nom d'emprunt, et sans y regarder de bien près, les livres curieux que les capitaines de navire leur vendaient cependant un bon prix. Ils ont mis, paraît-il, avec trop de complaisance « sur la petite table » la collection hippocratique. Les Anciens ne semblent pas avoir ignoré cette particularité, et Galien se préoccupe déjà de montrer quels sont les ouvrages véritablement sortis de la plume d'Hippocrate.

Malheureusement pour nous les livres regardés comme apocryphes sont justement les traités sur la nature de la femme, sur la nature de l'enfant, sur les maladies des femmes, etc., c'est-à-dire ceux qui se rapportent à notre sujet : Littré est formel à cet égard.

« Suivant moi, dit-il, l'auteur est non pas seulement tout autre qu'Hippocrate, mais encore il n'appartient pas à Cos, il est sorti de Cnide, et voici mes raisons : l'auteur administre le lait, le petit lait et les purgatifs comme l'école de Cnide ; il divise et subdivise comme elle, les maladies ; il admet la succussion que rejette Hippocrate. Ce point gagné, il s'ensuit que les ouvrages connus sous les noms de la génération, livres de la nature de l'enfant, et quatrième livre des maladies des femmes, relèvent aussi de l'école Cnidienne. Il est

donc possible de rattacher ce qu'ils ont de spécial à une direction
déterminée et de les comparer à cet égard avec des livres généraux
aussi et qui proviennent certainement de Cos, par exemple : le pronostic et le traité des airs, des eaux et des lieux. Ce qui est saillant,
c'est le désir d'avoir les notions relatives de l'état vivant sur les
phénomènes pris dans ce que nous appelons la physique. »

C'est bien là en effet le caractère de toutes les théories que nous
allons examiner maintenant :

Comment l'auteur Cnidien ou Hippocratique explique-t-il la génération? Par le mélange de la semence mâle et de la semence
femelle. Par quel mécanisme sont formés les sexes ? Par la prédominance de l'une ou l'autre de ces deux semences.

La question de la ressemblance à l'un ou l'autre des parents est
résolue par une théorie de plus ou moins de chaud ou de froid. Le
chaud joue également un grand rôle dans la formation du fœtus, et,
conformément à la doctrine de Pythagore, notre auteur fait venir son
essence du cerveau.

Il faut dire du reste que les anciens se faisaient du chaud une tout
autre idée que nous. Le feu était un des quatre éléments. Voici
comment l'entendait l'écrivain dont nous nous occupons : « Ce que
nous appelons le chaud est à mon avis immortel, a l'intelligence de
tout, voit tout, entend tout, connaît tout, le présent comme l'avenir.
Quand toutes choses se confondirent, la plus grande partie du chaud
gagna la circonférence supérieure. C'est ce que les anciens me
paraissent avoir appelé éther. Le second élément, placé inférieu-
rement, s'appelle la terre, froid, sec et plein de mouvement, et de
fait il a une grande quantité de chaud. Le troisième élément, qui est
l'air, occupe, étant un peu chaud et humide, l'espace intermédiaire.
Le quatrième est le plus près de la terre, le plus humide et le plus
épais. Tout cela roulant ensemble quand la confusion se mit, la
Terre retint beaucoup de chaud çà et là; ici, de grands amas ; là, de
moindres ; ailleurs, de très petits, mais en très grand nombre. Avec
le temps, le chaud séchant la terre, ce qui en avait été retenu pro-

duisit des putréfactions tout autour, comme des membranes. Avec
une chaleur longtemps prolongée, tout ce qui, né de la putréfaction,
se trouva gras et privé d'humidité, fut bientôt consumé et trans-
formé en os ; mais tout ce qui se trouva glutineux et tenant du froid,
n'ayant pu sans doute être consumé par la chaleur, ni passer à l'humide, prit une forme différente de tout le reste et devint nerf solide
(ligament). Au contraire, les veines en avaient beaucoup, et de ce
froid tout ce qui à la circonférence était le plus glutineux, rôti par le
chaud, devint membrane, mais la partie froide, vaincue par le chaud,
fut dissoute et se transforma en liquide. De la même façon la gorge,
l'œsophage, l'estomac et les intestins jusqu'au rectum devinrent creux
car le froid s'échauffant sans cesse, tout ce qu'il y avait de gélatineux à la circonférence se rôtit et la membrane intérieure devint
une tunique ; mais ce qu'il y avait de froid à l'intérieur ne contenant
pas beaucoup de gras et de visqueux se fondit et devint humide. »

Nous verrons le libre génie grec s'attaquer aux problèmes les plus
ardus avec une noble hardiesse ; il n'en donnera pas la solution avec
les faibles moyens dont il dispose, mais il aura du moins le mérite
d'entrevoir les points à résoudre. Tout cela du reste est pour nous
singulièrement confus. D'abord les termes sont obscurs ; dans bien
des cas, nous avons probablement perdu leur véritable interprétation
verbale, comme cela est arrivé pour les Pythagoriciens. D'autre part
le raisonnement est encore bien puéril. Les vieux auteurs virent des
analogies et regardèrent comme preuves des faits dont l'interprétation
est pour nous tout autre. Enfin, le monde physique qu'ils se sont
forgé est si différent du nôtre, que nous avons de la peine à suivre
leurs raisonnements.

Et cependant, à côté de ces théories physiologiques insensées, il
y a sur la menstruation, sur le développement physique de la femme,
sur son caractère, des remarques bien curieuses à rapprocher de ce
traité si remarquable où Hippocrate a étudié d'une façon magistrale
les modifications de l'organisme humain, sous l'influence du milieu
ambiant. C'est que l'auteur des maladies des femmes, qui est un si-

mauvais physiologiste et un anatomiste si douteux, est déjà un gynécologue exercé qui connaît assez bien les principales affections de l'utérus : métrites, ulcérations du col, déviations, chute de la matrice, métrorrhagies, cancer. Sa manière de soigner est bonne et souvent efficace ; on est même surpris de la richesse de son arsenal thérapeutique.

Nous allons citer ici une série de textes qui donneront, des idées hippocratiques, une idée plus juste que ne pourrait le faire un commentaire quelque exact qu'il soit. Et d'abord le chapitre qui concerne le sperme : on y verra que l'écrivain hippocratique a combiné dans sa théorie les idées de Pythagore et celles d'Empédocle.

S'il doit y avoir conception le sperme ne retombe pas au dehors et se mêle dans l'intérieur de l'utérus à la semence femelle. En effet, l'homme et la femme ont chacun leur semence particulière. Suivant la prédominance de l'une ou de l'autre il se produit trois espèces d'hommes. La semence de l'homme a un souffle chaud, celle de la femme un souffle froid ainsi que l'avait déjà indiqué Anaxagore. Le souffle froid nourrit le souffle chaud, qui s'entoure bientôt d'une membrane. Voici les textes qui ont rapport aux conceptions que nous venons d'exposer brièvement.

SPERME

« Le sperme de l'homme vient de tout l'humide du corps, et c'est la partie la plus active qui se sépare.

En voici la preuve : après le coït, l'évacuation d'une si petite quantité nous rend faibles. La disposition est telle. Des veines et des nerfs vont de tout le corps aux parties génitales échauffées et remplies. Il survient comme une démangeaison, d'où, par tout le corps, plaisir et chaleur. Dans le frottement des génitoires et dans le mouvement qu'on se donne, l'humide s'échauffe dans le corps, se dilate, s'agite par le mouvement et devient écumeux, comme tous les liquides deviennent écumeux par l'agitation. De cette façon, dans l'homme

4

de l'humide devenu écumeux, se sépare la partie la plus active et la plus grasse qui va dans la moelle dorsale. En effet des afférents y arrivent de tout le corps, et le cerveau verse dans les lombes, dans tout le corps et dans la moelle qui est à son tour munie d'efférents, de sorte que le liquide y afflue et en sort. Le sperme une fois arrivé à cette moelle passe le long des reins, car là est la voie par les veines, de là il se rend aux testicules, puis par la voie de l'urine, par des canaux particuliers qui y sont attenants. »

S'IL DOIT Y AVOIR CONCEPTION, LE SPERME NE RETOMBE PAS EN DEHORS
(*Page 477*)

« Après le coït, si la femme ne doit pas concevoir, elle fait d'habitude tomber en dehors, quand elle veut, la semence provenue des deux individus.

Si au contraire elle doit concevoir, la semence ne tombe pas en dehors, mais demeure dans les matrices. En effet, les matrices ayant reçu et s'étant fermées, la gardent à l'intérieur ; l'orifice se serrant vermiculairement par l'effet du liquide, et le mélange s'opère de ce qui vient de l'homme et de la femme.

La femme a-t-elle eu déjà des enfants et remarque-t-elle quand la semence ne sortant pas, est restée, alors elle sait le jour où elle a conçu. »

L'HOMME ET LA FEMME ONT CHACUN LA SEMENCE MALE ET FEMELLE

« Des faits apparents permettent de conclure que dans l'homme et dans la femme, il reste de la semence mâle et de la semence femelle. Beaucoup de femmes qui avaient des filles avec leurs maris, ont eu des garçons avec d'autres hommes ; et au rebours, des hommes engendrant des garcons ont, avec d'autres femmes, engendré des filles. Ce discours témoigne que l'homme, comme la femme, a la semence femelle et la semence mâle.

Chez ceux qui engendraient les filles, la plus forte a été vaincue
par la surabondance de la plus faible, et le produit fut femelle ; chez
ceux qui engendraient des garçons, la plus forte l'a emporté, et le
produit a été mâle. Le même homme ne fournit pas constamment
ni une semence forte, ni une semence faible, mais il y a de perpé-
tuelles variations. Il en est de même de la femme. »

(Hippocrate, trad. Littré, vol. VII, p. 181).

(Hippocrate, Littré, vol. V, p. 5o1).

TROIS ESPÈCES D'HOMMES SUIVANT LA PRÉVALENCE VARIABLE DU PRINCIPE
MALE OU DU PRINCIPE FEMELLE

« Le mâle et la femelle peuvent se coaguler l'un avec l'autre, parce
que l'un et l'autre se nourrit dans l'un et dans l'autre, et parce que
l'âme est la même dans tous les êtres animés, bien que le corps
diffère en chacun. L'âme est toujours semblable dans le plus grand
et dans le plus petit, car elle ne change ni naturellement, ni artificiellement. Mais le corps n'est jamais en rien le même, soit naturellement, soit artificiellement, car il se résout en tout, et se mêle à
tout. Si les corps sécrétés reçoivent des deux côtés la part mâle, ils
croissent sur le fonds existant, et il en naît des hommes à l'âme
claire, au corps vigoureux, à moins qu'ils ne soient détériorés par le
régime ultérieur. Si l'homme fournissant le mâle et la femme la
femelle, le mâle l'emporte, l'âme la plus faible se joint à l'âme la
plus forte, vu qu'elle n'a dans ce qui est là rien pour qui elle ait
plus d'affinité, car la petite reçoit la grande et la grande la petite.
Réunies elles triomphent de la nature existante ; le corps mâle décroît,
mais le corps femelle décroît aussi et passe à une autre destinée ;
et ces hommes sont moins brillants que les précédents. Néanmoins
comme le mâle venant de l'homme a triomphé, ils sont virils, et cette
épithète leur est justement attribuée. Si le mâle étant fourni par la

femelle et le corps femelle par l'homme, le mâle l'emporte, la croissance se fait de la même façon que dans le cas précédent ; mais le
mâle décroît. Ces hommes sont androgynes (moitié hommes moitié
femmes) et ils portent justement cette qualification. Telles sont donc
les trois générations des hommes, différant en ce qu'ils ont plus ou
moins le caractère viril, suivant la composition des parties de l'eau,
suivant les aliments, l'éducation et les habitudes. »

FORMATION DES MEMBRANES

« Si la semence venue des deux parents demeure dans les matrices
de la femme, d'abord elle se mêle, attendu que la femme n'est pas
immobile, elle se condense et s'épaissit en s'échauffant, puis elle
prend du souffle, et parce qu'elle est en un lieu chaud, et parce que
la mère respire. Quand elle est remplie de souffle, le souffle se fait
à lui-même une voie vers l'extérieur au milieu de la semence par
où il sort. Quand une voie vers l'extérieur a été faite au souffle qui
est chaud, un autre souffle froid vient de la mère par inspiration ; et
cette alternative dure tout le temps. Il s'échauffe attendu qu'il est en
un lieu chaud, il a du froid par la mère qui respire, tout ce qui
s'échauffe a du souffle. Le souffle fait éruption, se fraye une route à
lui-même et va au dehors. Alors ce qui est échauffé attire à soi
par la fente un autre souffle froid qui le nourrit. Cela arrive et aux
bois, et aux feuilles et aux aliments et à tout ce qui s'échauffe forte-
ment. Le bois qui brûle en donne une bonne idée, car le phénomène
se présente sur tous les bois, principalement quand ils sont un peu
verts. Ils émettent du souffle par la fente, le souffle en sortant s'en-
roule autour de la fente, cela ne manque jamais. On conclut donc
avec évidence que le souffle chaud qui est dans le bois attire à soi
un autre souffle froid qui le nourrit et qu'il émet hors de soi, car
s'il n'existait pas une contre attraction, le souffle ne s'enroulerait
pas en sortant.

En effet tout ce qui est chaud se nourrit par un froid modéré, et quand l'humide qui est dans le bois est échauffé, il devient souffle et va au dehors. Le chaud qui est dans le bois sortant par là attire en sens inverse un autre froid qui le nourrit. Cela se voit aussi sur les feuilles vertes quand on les brûle. En effet elles ont du souffle, ce souffle fait éruption, se fraye une voie et sort en s'enroulant. Dans sa sortie il fait du bruit là par où est l'inspiration. Les légumes, le blé, les fruits échauffés ont aussi du souffle qui sort en dehors, en produisant une fissure. Si ces substances sont humides, le souffle émis est plus abondant et la fissure produite est plus grande. Mais pourquoi allonger mon discours? tout ce qui s'échauffe émet du souffle et attire en sens inverse par le même endroit un autre souffle froid qui est l'aliment.

Telles sont les raisons nécessaires que j'avance pour montrer que la semence échauffée dans les matrices a du souffle et en émet. En même temps, elle a de la respiration par la mère qui respire. En effet la mère a attiré à soi du froid de l'air, la semence en use, et elle est chaude, alors elle a et émet du souffle.

La semence ainsi soufflée s'entoure d'une membrane, autour d'elle s'étend la partie extérieure, qui est continue à cause de sa viscosité. C'est ainsi que sur le pain cuit s'étend une mince superficie membraneuse ; car le pain chauffé et empli de souffle se soulève et là où il est soufflé se forme la surface membraneuse. La semence étant chauffée et emplie de souffle est enveloppée tout entière d'une membrane extérieure. Au milieu de la semence est une voie pour le souffle, en dedans, en dehors, à travers la membrane. Là, la partie mince de la membrane est éloignée et très peu de semence est en cet endroit; tout le reste de la semence est arrondi dans la membrane. »

L'auteur hippocratique est partisan d'une idée qui a quelque analogie avec la théorie de l'emboîtement des germes. En effet, l'hypothèse qu'il propose aboutit à admettre que dans le fœtus tout se forme simultanément et dans un temps fort court; les parties fatales grandissent ensuite plus ou moins vite, suivant qu'elles rencontrent plus ou moins d'aliments. Les jumeaux sont expliqués par

la théorie de la division de la semence mâle et femelle en deux
parties qui se logent en deux endroits différents des matrices ; cela avait
déjà été dit par Empédocle. Enfin, les sexes résulteraient de la prédominance de l'une ou de l'autre des deux semences. C'est, comme on le
voit, la conception de Parménide.

TOUT DANS LE FŒTUS SE FORME SIMULTANÉMENT

« Pour ce qui va partout ailleurs que dans une femme, il n'y a point
de croissance ; mais pour ce qui va dans une femme, il y a croissance, si se rencontre ce qui convient. Tous les membres se séparent en même temps et croissent ; il n'y en a aucun qui vienne plus
tôt ou plus tard qu'un autre ; mais ceux qui ont naturellement plus
de volume paraissent avant les plus petits, sans être pour cela formés
plus tôt. Tous ne se forment pas en un temps égal, mais les uns
plus tôt, les autres plus tard suivant que chacun rencontre le feu et
l'aliment. Les uns en quarante jours ont tout visible, les autres en
deux mois, les autres en trois, les autres en quatre. De même ils
viennent viables, les uns plus tôt, en sept mois complètement ; les
autres plus tard, en neuf mois et ils se montrent à la lumière ayant
la composition qu'ils auront toujours. (LITTRÉ, vol. V, pag. 499.)

DES JUMEAUX — DE LEUR RESSEMBLANCE

« Voici l'explication de la formation des jumeaux. En général ce qui
en est la cause, c'est la disposition des matrices (voyez anatomie).
Si elles sont configurées par rapport à l'orifice semblablement des
deux côtés, si elles s'ouvrent semblablement, et semblablement se
dessèchent après les règles, elles peuvent nourrir, pourvu qu'elles
reçoivent la semence de l'homme de manière à ce qu'elle se divise
aussitôt, car en ce cas la semence se partage également entre les
deux matrices. Donc une semence abondante et vigoureuse étant
sécrétée par les deux, peut croître dans l'une et l'autre **matrice**,

car elle triomphe de la nourriture qui y arrive. De toute autre façon il ne se forme pas de jumeaux. Quand le mâle est fourni par les deux, ce sont des filles, quand la sécrétion est en partie mâle, en partie femelle, la croissance se fait suivant le principe qui l'emporte. Les jumeaux se ressemblent, voici pourquoi. D'abord les lieux où ils croissent sont égaux. Ensuite, ils ont été sécrétés ensemble, puis, ils reçoivent mêmes aliments et sont produits en même temps à la lumière. »

Hippocrate, Traité des Chairs. — (Littré, vol. VIII, p. 611).

« L'âge de l'homme est de sept jours. D'abord dès que le produit de la conception est dans la matrice, il a en sept jours toutes les parties que le corps doit avoir. On se demande peut-être comment je le sais. Je l'ai vu plusieurs fois de cette façon. Les filles publiques qui se sont souvent exposées, allant avec un homme, connaissent quand elles ont conçu ; puis elles font mourir en elles le produit de la conception. Ce produit étant mort, ce qui tombe est comme une chair. Jetez cette chair dans l'eau, examinez-la dans l'eau, et vous verrez qu'elle a toutes ses parties ; l'emplacement des yeux, les oreilles, les membres, les doigts des mains, les jambes, les pieds, les doigts de pieds, les parties génitales ; enfin tout le corps est visible. »

(*Hippocrate*, Littré. — De la Génération, tome VII, p. 499).

FORMATION DU SEXE

« La semence de la femme est tantôt plus forte, tantôt plus faible ; de même pour l'homme.

Chez l'homme et chez la femme sont les semences mâles et femelles ; la semence mâle est plus forte que la semence femelle ; c'est de la plus forte semence que naîtra le produit. Voici ce qui en est : si la semence plus forte vient des deux côtés, le produit est mâle ; si c'est la semence plus faible, le produit est femelle. Celle des deux qui l'emporte en quantité prédomine aussi dans le produit. Si en effet la semence faible est beaucoup plus abondante que la semence forte, la forte est vaincue, et mêlée à la faible se transforme en femelle. Si la forte est plus abondante que la faible, la faible est vaincue et se transforme en mâle. De même si mêlant ensemble de la cire et de la graisse, et mettant plus de graisse, on fait fondre le mélange au feu, tant qu'il sera liquide on ne distinguera pas le mélange qui l'emporte, mais après coagulation on reconnait que la graisse est plus abondante que la cire. »

Hippocrate, TRAITÉ DES CHAIRS. — (LITTRÉ, vol. VIII, p. 593.)

« L'enfant dans le ventre maternel ayant les lèvres continuellement rapprochées suce la matrice et tire l'aliment et l'air dans le dedans du cœur, car cet air est très chaud chez l'enfant, autant du moins que respire la mère. Or le chaud donne le mouvement à l'air et au corps, ainsi qu'à tout le reste. Si l'on demande comment l'on s'est convaincu que l'enfant dans la matrice suce et attire, on répond à ceci : l'enfant naît ayant des matières excrémentitielles dans l'intestin, il les rend sitôt qu'il vient au monde, les hommes comme les animaux. Or il n'aurait pas de matières excrémentitielles s'il n'avait sucé dans la matrice ; et à la naissance il ne saurait prendre tout d'abord le mamelon, si dans l'utérus, il n'avait usé de la succion. »

C'est on le voit la théorie de Démocrite.

Hippocrate, MALADIES DES FEMMES. — (LITTRÉ, vol. VIII, p. 13.)

MENSTRUES

« La femme a la chair plus lâche et plus molle que l'homme ; cela étant ainsi le corps féminin tire du ventre le fluide plus vite et plus que le corps masculin. En voici la preuve : mettez par dessus de l'eau ou même en un lieu humide pendant deux jours et deux nuits de la laine nettoyée et un drap nettoyé d'un tissu dense, pesant exactement autant que la laine, quand vous les retirerez vous trouverez à la balance que la laine est devenue beaucoup plus pesante que le drap. Ce qui produit cet effet c'est que l'eau qui est dans un vase à large ouverture exhalant sans cesse vers le haut, la laine étant lâche et molle reçoit davantage de cette exhalation, et le drap étant plein et dense se trouve rempli sans avoir beaucoup reçu; de la même façon la femme étant d'une nature plus lâche puise dans le ventre, pour le compte du corps, plus de fluide et plus vite que l'homme ne fait, et avec cette laxité quand le corps est rempli de sang, s'il n'y a pas évacuation en l'état de pléthore et de chaleur où sont les chairs, la souffrance survient. »

REMARQUES GÉNÉRALES SUR LES RÈGLES — QUANTITÉ MOYENNE
QUALITÉ DU SANG

« Les règles sont le plus épaisses et le plus abondantes dans les jours du milieu; mais au début et à la fin, elles sont moins abondantes et plus ténues. Chez toute femme en santé la quantité moyenne du flux menstruel est de deux cotyles attiques (*cotyle*, o, 27 *litre*), un peu plus un peu moins, et cela pendant deux ou trois jours. Une durée plus grande ou moindre est morbide et la stérilité s'ensuit. Il faut porter son jugement en considérant le corps de la femme et interroger de manière à savoir, par la comparaison avec les précédentes, si le flux est morbide ou non. Si en effet il dure plus ou moins de jours que d'habitude, ou si le flux est plus ou moins abondant, il y a dérangement, à moins que la constitution même ne soit maladive et stérile. Dans ce cas, le changement se faisant en mieux ce serait avantageux.

Le sang qui s'écoule est semblable à celui d'une victime, et se coagule promptement si la femme est en santé. Les femmes chez qui naturellement l'évacuation dure plus de quatre jours et très abondante, deviennent maigres et leurs fœtus sont maigres et stériles. Celles chez qui l'évacuation dure moins de trois jours ou est peu abondante ont de l'embonpoint, un bon teint, un aspect masculin, mais elles sont peu portées au plaisir de l'amour et ne conçoivent guère. »

LES FEMMES QUI ONT EU DES ENFANTS SONT MOINS SUJETTES AUX SUPPRESSIONS DES MENSTRUES ET AUX DÉRANGEMENTS QUE CELLES QUI N'EN ONT PAS EU

« Je dis qu'une femme qui n'a pas eu d'enfants est affectée plus vite et d'une façon plus grave par les menstrues, que celle qui a eu des enfants. En effet l'accouchement a rendu à celle-ci les veines plus coulantes pour les menstrues ; ce qui les fait devenir coulantes c'est le flux lochial et la fonte du corps. Les parties voisines du ventre et des mamelles se fondent le plus, mais le reste du corps se fond aussi.

Le corps se fondant, il est inévitable que les veines deviennent plus dilatées et plus coulantes pour les règles, et que la matrice s'ouvre davantage, vu que l'enfant les a traversées avec effort et douleur. Les choses étant ainsi, la purgation menstruelle s'opère moins péniblement chez la femme qui a l'expérience des lochies. Et même, s'il survient à la femme qui a déjà enfanté quelque affection empêchant l'évacuation cataméniale de s'effectuer, elle supportera le mal plus aisément que si elle n'avait pas enfanté. En effet, à se remplir, la matrice y est habituée et le corps y est disposé, vu la grossesse ; en même temps plus d'espace après l'accouchement et dans le corps pour le sang, à cause que le corps s'est fondu, et le sang étant au large cause plus de mal à moins que les veines n'é-prouvent un excès de plénitude et de ton ; mais sans grossesse antécédente le corps qui n'est pas habitué, si la pléthore y survient, est plus résistant, plus ferme, plus dense que s'il avait passé par les lochies. La matrice est moins ouverte, aussi les règles coulent plus laborieusement, et il y a plus d'accidents supprimant le flux menstruel chez les femmes qui n'ont pas été enceintes. »

(Hipp., Maladies des Femmes, liv. I, p. 1.)

L'auteur hipocratique semble ignorer le rôle que jouent les vaisseaux ombilicaux dans la nutrition du fœtus, il émet une idée admise déjà par Démocrite, Hippon, etc., c'est-à-dire que le fœtus se nourrit en suçant la matrice. Il est plus heureux en parlant des menstrues après avoir donné de celles-ci une explication assez fantaisiste et reposant sur une idée physique bien enfantine (celle de la pléthore : résultant de la constitution plus lâche et par conséquent plus absorbante des tissus de la femme, se chargeant en conséquence de plus de liquide que chez l'homme, ce qui amène à un moment donné la rupture de l'équilibre et l'expulsion du surplus) s'il constate, ce qui est assez souvent exact, que la menstruation est régularisée par une grossesse. Enfin nous terminerons cette compilation de textes par la citation d'une historiette assez amusante. Elle montre que le père de la médecine n'avait pas sur la détermination de l'avortement les scrupules de nos médecins actuels :

CHUTE DE LA CADUQUE QU'HIPPOCRATE REGARDE COMME UN PRODUIT
DE LA CONCEPTION

« J'ai observé une semence qui avait séjourné six jours dans l'utérus et qui tomba au dehors ; d'après ce qui a été dit ci-dessus, je raconte du reste telle qu'elle m'apparut alors. Je vais expliquer comment je vis une semence de six jours chez une femme de ma connaissance qui était une baladine fort estimée, qui avait commerce avec les hommes, et qui ne devait pas devenir grosse, afin de ne pas perdre son prix. Cette baladine avait entendu ce que les femmes disent entre elles, à savoir que quand une femme conçoit, la semence ne sort pas, mais demeure dedans. Ayant entendu ces dires, elle les comprit et retint. Un jour elle s'aperçut que la semence ne sortait pas, elle le dit à sa maîtresse et le bruit en vint jusqu'à moi. Ainsi informé, je lui ordonnai de sauter de manière que les talons touchassent les fesses. Elle avait déjà sauté sept fois, lorsque la semence tomba à terre en faisant du bruit. A cette vue la femme fut saisie d'étonnement. — Je vais dire comme était ce produit : il ressemblait à un œuf cru dont on aurait ôté la coquille extérieure, et dont le liquide intérieur serait transparent dans la membrane interne. Voilà pour le dire en un mot comment il se présentait. Il était de plus rouge et arrondi ; dans la membrane se voyaient des fibres blanches et épaisses enchevêtrées dans une humeur épaisse et rouge. Autour de la membrane, en dehors étaient des caillots de sang. Au milieu de la membrane se détachait quelque chose de mince qui me parut être l'ombilic ; à partir de là s'étendait la membrane enveloppant entièrement la semence. »

Mais nous ferons remarquer qu'il est bien inutile de chercher dans la collection hippocratique une description des organes génitaux internes ou même externes. Cette encyclopédie ne présente nulle part un exposé anatomique du corps humain. Tout au plus y trouve-t-on quelques notions sur les os.

CHAPITRE IV

Successeurs d'Hippocrate :

POLYBE — DIOCLÈS DE CARYSTE — PRAXAGORAS

PLATON — ARISTOTE

POLYBE

Nous croyons devoir faire suivre immédiatement le nom d'Hippocrate de celui de Polybe, son disciple et son gendre, dont Galien loue beaucoup l'adresse et l'expérience, et qui à la mort de son beau-père devint le chef de l'école de Cos. Ce rapprochement des deux noms est d'autant plus naturel ici que Polybe passe pour être le véritable auteur du traité sur la nature de l'enfant, dont nous avons donné quelques extraits dans cet ouvrage.

Il devrait nous préoccuper encore davantage s'il était exact de lui attribuer un livre sur la nature de la semence, qui a été mis en latin par Albanus Torinus et imprimé à Bale en 1544, mais son authenticité ne paraît point prouvée, aussi n'en parlerons-nous pas. En tout cas nous en savons assez pour conjecturer, avec beaucoup de vraisemblance, que Polybe n'a guère pu faire plus que développer les idées de son maître, auquel il était extrêmement attaché. Le rôle de Dioclès de Caryste paraît avoir été encore beaucoup plus important.

DIOCLES DE CARYSTE

En effet ce grand médecin, dont les contemporains prisaient fort la science et l'habileté, paraît avoir été un de ceux qui contribuèrent le plus à fonder l'anatomie. Galien l'avait en grande estime, quoiqu'il fasse entendre que les découvertes consignées dans ses écrits étaient encore bien imparfaites ; cela devait être en effet, puisqu'il n'avait guère été précédé dans cette voie que par Empédocle et Démocrite ; car nous ne prenons pas beaucoup au sérieux les éloges que décerne aux Asclépiades Galien, quand il parle de leurs exercices anatomiques. Suivant Galien, Dioclès aurait été le premier à composer un traité de l'administration anatomique, c'est-à-dire, pour employer une expression plus usuellle, un ouvrage indiquant la façon dont on doit procéder dans les dissections.

Dioclès nous importe d'autant plus que, bon gynécologue, ayant écrit un livre remarquable, paraît-il, sur les maladies des femmes, son attention devait tout naturellement se porter sur les organes génitaux de celles-ci, la fécondation et la génération humaines, et cette conjecture s'est trouvée vérifiée par le résultat de nos recherches.

Plutarque et Censorinus nous ont conservé une partie des opinions émises par ce grand homme ; Macrobe, dans son *Commentaire du songe de Scipion*, nous révèle les idées que se faisait Dioclès de Caryste sur le développement de l'embryon.

Les opinions que nous allons rapporter sont très contestables, mais il n'a pas émis que des hypothèses sans grands fondements, il a étudié sérieusement l'anatomie des organes génitaux, ainsi qu'on pourra s'en convaincre en lisant plus loin le passage que nous avons emprunté à Soranus. Il a, paraît-il, appelé pour la première fois cornes ces prolongements qu'offre l'utérus de tant d'animaux.

Voici du reste ce que nous avons pu recueillir sur cet anatomiste dans les différents ouvrages que nous venons d'énumérer.

Il admettait que la stérilité chez la femme était due à différentes causes : soit que cette dernière n'émît aucun sperme, soit qu'elle en émît trop peu, ou que ce sperme n'eût pas ses propriétés ordinaires pour la reproduction ; que cela tint à un excès de chaleur ou de refroidissement, ou au contraire au manque de sécheresse, ou bien encore la stérilité pouvait être le résultat d'un relâchement des parties.

Chez l'homme la stérilité tient à une émission nulle de sperme, ou à une émission insuffisante ; le sperme peut n'être pas fécondant, et les organes génitaux complètement affaiblis ; l'obliquité de la verge et la disproportion des organes génitaux sont aussi des causes de stérilité.

Dioclès avait étudié l'infécondité chez les mulets, et il professait sur ce sujet les idées d'Empédocle. Il dit en propres termes : « Nous avons vu dans nos dissections une pareille conformation de la matrice chez les mules, et il est bien possible que ce soient les mêmes causes qui amènent la stérilité chez la femme ».

Comme le gendre d'Hippocrate, Polybe, et comme plus tard les empiriques, il admettait que les fœtus de huit mois sont viables, mais qu'ils sont heaucoup plus débiles et plus exposés à la mort que les fœtus à terme.

Voici le passage où Macrobe nous révèle les idées que se faisait Dioclès de Caryste sur le développement de l'embryon : « Straton, le péripatéticien et Dioclès de Caryste ont observé que la manière dont se conduit le fœtus varie de sept en sept jours.

Ils disent que pendant la seconde semaine on aperçoit à la surface de l'enveloppe mentionnée ci-dessus, des gouttes de sang qui, dans le cours de la troisième, pénètrent cette enveloppe pour se rejoindre au germe gélatineux ; que le liquide se coagule pendant la quatrième semaine et prend une consistance moyenne entre la chair et le sang ; que dans l'intervalle de la cinquième, il arrive quelquefois que les formes de l'embryon, dont la grosseur est alors celle d'une abeille, se prononcent et qu'on peut distinguer les premiers linéaments des parties du corps humain.

S'ils emploient ici le mot quelquefois c'est parce que cette configuration précoce est le pronostic de l'accouchement à sept mois, car dans le cas d'une gestation de neuf mois solaires, la forme extérieure des membres n'est remarquable que vers la fin de la sixième semaine, si l'embryon est femelle, et sur la fin de la septième seulement, s'il est mâle. »

PRAXAGORAS

Après Dioclès, c'est Praxagoras qui passa pour l'anatomiste le plus célèbre. Malheureusement ses dissections, faites exclusivement sur les animaux, ne l'ont pas empêché de commettre des erreurs considérables. Il soutenait que les nerfs tirent leur origine du cœur, que les extrémités des artères se convertissent en nerfs, mais il avait remarqué que, contrairement aux veines, les artères ne contiennent point de sang, ce qui est vrai pour le cadavre.

On trouve dans Cœlius Aurelianus plusieurs passages de lui, se rapportant à la gynécologie ; très probablement il s'est occupé des organes génitaux comme du reste de l'anatomie. Mais, tous ses ouvrages ayant été perdus, nous sommes obligés de nous contenter d'hypothèses.

En tout cas, il ne devait pas avoir fait de découvertes bien remarquables, car aucun de ses successeurs ne s'est donné la peine de le citer pour les sujets qui font l'objet de notre étude.

PLATON

Bien autres furent les services rendus par Aristote. Mais avant de passer à ce grand homme, le créateur de l'histoire naturelle et de l'anatomie comparée, disons quelques mots sur Platon, quoique le disciple ait dépassé d'une façon écrasante son maître dans les matières dont nous nous occupons. En effet Platon n'a guère fait que répéter les idées déjà émises par les philosophes de l'école italienne, ou bien par Hippocrate qu'il cite avec éloges dans ses ouvrages. Et cependant Platon était un trop puissant esprit pour effectuer entre le moral et le physique cette séparation absolue qu'ont tentée certains philosophes modernes, aussi croit-il devoir donner çà et là des théories physiques d'une conception très enfantine du reste. Les voyages qu'il fait décrire par l'utérus pendant les attaques d'hystérie sont restés célèbres. Ce passage célèbre a été résumé par Apulée dans son examen de la philosophie de Platon. Du reste l'idée ne lui appartient pas, elle a été empruntée par lui à Hippocrate.

ARISTOTE

Aristote a eu une influence décisive sur les questions qui nous occupent. En effet l'auteur hippocratique et les philosophes pythagoriciens, ses prédécesseurs, ont bien émis sur nombre de points des vues intéressantes, mais tout cela est encore assez vague et ne forme pas un tout, un système complet et homogène. Aristote au contraire compara la génération, la fécondation et l'anatomie des organes génitaux dans la série animale; il fit des découvertes et des remarques générales dont les auteurs qui ont écrit avant lui ne s'étaient même pas doutés. Nous avons parcouru avec le plus grand plaisir les traités sur l'histoire naturelle et sur la génération des animaux; on y trouve des détails de zoologie et d'anatomie comparées beaucoup plus que des renseignements sur ce qui se passe chez l'homme; ce n'était pas le but d'Aristote de s'occuper d'une seule espèce mais plutôt de l'ensemble de celles-ci, d'ailleurs il aurait été bien embarrassé de faire autrement.

Enchaîné par des préjugés populaires et religieux encore tout-puissants, on n'osait pas encore disséquer des corps humains. Aristote fut donc réduit à des inductions plus ou moins exactes d'après ce qu'il avait examiné chez les êtres qui se rapprochent le plus de l'homme, c'est-à-dire chez les mammifères : « Le corps humain, dit-

5

il (liv. IV, cap. XVI), est complètement inconnu ; du moins on ne peut en juger que par la ressemblance que ses parties doivent avoir avec celles des animaux. »

Il y a des recherches intéressantes sur les différentes formes de l'utérus, suivant les espèces animales; sur celles qui en possèdent, ou celles qui en sont privées. Comme certaines femelles ont des cornes, il en attribua aussi à l'utérus de la femme. Le testicule n'est point pour lui l'organe fondamental dont dépend la formation du sperme, ni même le réservoir de la liqueur séminale, comme le prétendra Galien. Il l'a vu manquer chez beaucoup d'animaux, par exemple chez les poissons et les serpents. Il sert à maintenir en dehors le canal spermatique et à augmenter par cela même les courbures et les sinuosités de ce tube, en pesant sur lui comme une pierre pèse sur le métier d'une tisseuse. Ainsi, se trouve modéré dans une juste mesure, l'acte de la fécondation chez les animaux supérieurs. La partie indispensable, c'est le canal dans lequel existe le sperme; chez certains animaux il est droit, chez d'autres il est recourbé comme l'intestin chez d'autres espèces ; le sperme ne provient pas de toutes les parties du corps, mais d'une surabondance des humeurs de tout le corps : certains organes (verge), s'en emparent et l'envoient au dehors. C'est une excrétion et non une concrétion comme le croyaient les Anciens. Le sperme est le principe de mouvement, la forme spécifique, l'âme; les menstrues constituent la matière de l'embryon : le sperme agit sur le sang des règles comme la présure sur le lait en le coagulant et en lui donnant de la consistance. Il n'admet pas en effet de semence femelle, comme Galien, parce que l'ovaire n'est point encore découvert, il ne le sera que par Hérophile. Le développement de l'embryon est successif; car Aristote rejette la théorie d'une miniature, d'un animal tout formé qui n'aurait plus qu'à s'accroître pour donner l'être définitif. Cela lui était impossible puisqu'il n'admettait pas que le sperme provenait de toutes les parties du corps humain. C'est le cœur, dit-il, qui se forme le premier, les autres parties viennent ensuite. Il rejette la théorie grotesque d'Hippon et de Diogène d'Apollonie, qui croyaient que le fœtus se nourrit en suçant une espèce de tétine située dans l'utérus, et il démontre définitivement que le fœtus chez les mammifères se nourrit du sang que lui apportent les vaisseaux ombilicaux : ceux-ci viennent de l'utérus de telle sorte que la matrice nourrit le fœtus comme la terre nourrit la graine. Il n'ose pas se prononcer sur la formation des sexes, mais il fait entendre que l'âge, la constitution, le climat ne sont pas sans influence. Il connaît les membranes de l'œuf humain et le liquide amniotique. Il admet, comme du reste l'avait déjà fait l'auteur hippocratique, la superfétation, mais seulement comme un phénomène très rare et il rappelle à ce propos l'exemple mythologique célèbre d'Hercule et Iphiclès. Ses études sur la menstruation sont assez heureuses ; il remarque que le flux menstruel coïncidait assez bien avec les phases lunaires, mais sans se prononcer sur l'action directe de cet astre, ainsi qu'on l'a dit à tort. (Voir page 169.)

On le voit souvent recourir aux explications ontologiques. Ainsi, si les organes génitaux de la femme sont internes, c'est qu'ils ont besoin d'être protégés et que d'autre part les menstrues ont besoin de chaleur ; il faut qu'elles soient cuites pour servir à l'embryon. Voici une série de fragments qui donneront mieux qu'une simple analyse une idée nette des conceptions d'Aristote. Nous les empruntons à l'excellente traduction de Barthélemy Saint-Hilaire.

LIMITE DE LA FÉCONDATION

« Le moment où les femmes peuvent avoir des enfants et les hommes en engendrer, et le moment où cette faculté cesse pour les deux, dépendent pour les uns de l'émission du sperme et pour les autres des menstrues. Seulement les deux sexes ne sont pas féconds dès le début immédiatement, et ils cessent de l'être quand ces excrétions sont peu abondantes et s'affaiblissent. On a vu plus haut à quel âge la fécondité commence ; les évacuations cessent habituellement chez les femmes vers la quarantaine. Celles qui ont passé cette époque les gardent jusqu'à cinquante. A cet âge même quelques femmes ont été mères, mais aucune n'a conservé les évacuations au delà de cet âge. La plupart des hommes peuvent procréer jusqu'à soixante ans. S'ils conservent cette faculté après cette époque, ils l'ont jusqu'à soixante-dix ans, et quelques-uns ont été pères, en étant aussi âgés. »

Aristote, liv. VII, § 4).

FORMATION DU FŒTUS

« L'émission de la liqueur séminale est précédée d'un certain souffle et ce qui prouve bien que cette émission tient à un souffle, c'est qu'il est impossible de rien lancer un peu loin sans un souffle assez violent.

Quand le sperme a été reçu par la matrice et qu'il y est demeuré quelque temps, une membrane l'entoure; on peut observer ce fait quand un fœtus sort avant d'être tout formé; on dirait d'un œuf enveloppé d'une membrane et dépouillé de la coquille, cette membrane est remplie de veines. Tous les animaux, soit aquatiques soit terrestres, soit volatils; vivipares ou ovipares se forment absolument de même. Seulement chez les vivipares, le cordon ombilical tient à la matrice, tandis que chez les ovipares, il tient à l'œuf. Parfois ce sont ces deux organisations à la fois, comme dans certaines espèces de poissons. Ici ce sont comme des membranes qui enveloppent l'embryon, ailleurs ce sont des chorions. D'abord l'animal est dans la membrane intérieure extrême, puis ensuite une autre membrane se forme sur celle-là. La plus grande partie de cette membrane tient à la matrice, mais sur un point, elle s'en détache et elle contient de l'eau. Vers le milieu, il y a un liquide aqueux et sanguinolent que les femmes appellent les eaux. »

CORDON OMBILICAL

« Tous les animaux qui ont un cordon ombilical se nourrissent par ce cordon. L'ombilic, dans tous les animaux qui ont des lobes à la matrice, vient s'attacher à un lobe. Chez ceux qui ont la matrice toute unie, il s'attache à la matrice par une veine. Le cordon ombilical est en quelque sorte l'étui des veines dont l'origine part de la matrice. Dans les animaux qui ont des cotylédons, c'est des cotylédons que sortent ces veines ; dans ceux qui n'en ont pas, c'est d'une autre veine. Dans les fœtus les plus gros, comme ceux des bœufs par exemple, il y a quatre veines ; dans de plus petits il n'y en a que deux, et même dans les fœtus très petits comme ceux des oiseaux, il n'y a qu'une veine. Deux de ces veines vont à travers le foie, jusqu'à l'embryon, là où sont ce qu'on appelle les portes, et elles aboutissent à la grande veine. Les deux autres se rendent à l'aorte, là où elle se divise et où d'une seule aorte, il s'en fait deux. »

(*Aristote*, liv. VII, chap. II.)

MENSTRUATION

« Le flux auquel les femmes sont sujettes se produit et fait éruption vers la fin de chaque mois. Aussi dit-on par mesure de plaisanterie que la lune est un astre femelle parce que c'est à la même époque que les femmes ont leurs évacuations dépuratives et que la lune a son décours, et qu'après l'écoulement et le déclin, les femmes et la lune deviennent pleines de nouveau. Il y a des femmes qui éprouvent le flux périodique en petite quantité tous les mois régulièrement, la plupart ne le subissent que tous les trois mois. Quand l'écoulement dure peu de temps, deux ou trois jours par exemple, les femmes le supportent aisément ; s'il dure plusieurs jours, il est plus pénible à supporter, les femmes souffrent alors pendant ce temps. D'ailleurs le flux est tout d'un coup considérable chez les unes, il ne vient que peu à peu chez les autres. Mais toutes sans exception se sentent alourdies tant qu'il n'est pas sorti. Chez beaucoup de femmes, tant que les mois s'accumulent et vont faire éruption il se produit des resserrements et des borborygmes dans la matrice jusqu'à l'explosion.

Dans l'ordre naturel des choses, la conception chez les femmes a lieu après qu'elles sont débarrassées de leurs mois, mais celles qui n'en ont pas sont habituellement stériles. Il y en a cependant quelquefois qui conçoivent sans avoir leurs règles; ce sont les femmes chez qui ce liquide s'accumule en aussi grande quantité que ce qu'il en reste après l'évacuation chez les femmes fécondes, mais non en quantité assez forte pour sortir au dehors. Quelques femmes conçoivent pendant leurs règles et il y en a même qui ne conçoivent pas dans un autre temps; ce sont celles dont les matrices se ferment après l'évacuation. D'autres femmes continuent même à avoir leurs mois quand elles sont enceintes, mais les enfants qu'ont ces femmes sont très chétifs; si on les conserve, ils ne se fortifient pas et demeurent toujours faibles.

Il y a des femmes qui ne pouvant avoir des rapports sexuels, soit à cause de leur jeunesse et de leur âge, ou qui en ont été privées pendant longtemps, ont des descentes de matrice et l'écoulement leur vient souvent trois fois par mois jusqu'à ce qu'elles aient conçu. Alors la matrice remonte et reprend sa place régulière. Parfois même la matrice, tout en étant d'ailleurs en bon état, est néanmoins trop humide et elle rejette la partie la plus liquide du sperme.

Ainsi qu'on l'a dit plus haut c'est la femme qui de tous les animaux a l'évacuation la plus abondante. »

(Aristote, livre VII, chap. v).

SUPERFÉTATIONS

« Mais dans l'homme, si les superfétations sont rares, il y en a pourtant quelquefois. Les embryons conçus très longtemps après ne viennent jamais à terme; mais en même temps qu'ils causent de très

grandes douleurs, ils font périr avec eux le fœtus antérieur ; on a pu
déjà observer, dans une fausse couche, sortir douze fœtus conçus les
uns sur les autres. Si la seconde conception est venue peu de temps
après, les mères accouchent du second enfant, et c'est comme si les
enfants étaient jumeaux.

La mythologie raconte une naissance de ce genre pour Iphiclès et
Hercule. Parfois le phénomène est d'une parfaite évidence. Ainsi une
femme qui avait un amant mit au monde deux enfants, dont l'un
ressemblait au mari, l'autre à l'amant. On a vu encore une femme
qui portait déjà deux jumeaux avoir un troisième enfant entre ceux-là.
Le temps régulier des couches étant arrivé, les deux premiers enfants
vinrent à l'époque voulue, le troisième vint à cinq mois et mourut
sur-le-champ. Une autre femme, qui avait eu tout d'abord un enfant de
sept mois, accoucha ensuite de deux autres venus à terme ; le premier
mourut, les autres vécurent. Quelques femmes ainsi, tout en faisant
une fausse couche, n'en conçoivent pas moins dans ce même temps,
elles avortent pour le premier enfant, et elles accouchent régulièrement du second. »

MATRICES

« Chez les animaux qui ont des matrices, elles ne sont pas disposées
toujours de la même manière, elles ne sont pas pareilles dans tous
et elles diffèrent beaucoup entre elles dans les vivipares, et aussi dans
les ovipares. Les animaux à cornes, qui n'ont pas de dents aux deux
mâchoires, ont des cotylédons dans la matrice ; chez tous les autres
animaux à deux rangées de dents, qui sont ovipares et ont des pieds,
la matrice est toute unie ; les animaux sont donc suspendus à la
matrice même et non aux cotylédons. »

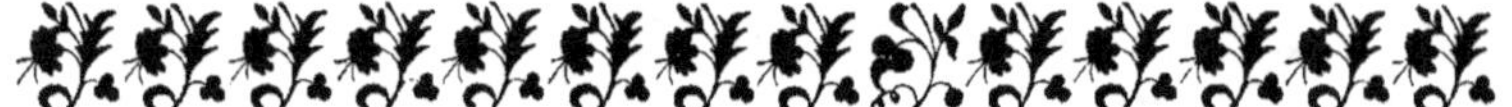

CHAPITRE V

Ecole d'Alexandrie : Hérophile et Erasistrate

Successeurs des Alexandrins : Asclépiade, Athénée

Nous nous sommes efforcé de montrer dans les chapitres précédents que les Alexandrins n'avaient pas inventé de toute pièce l'anatomie, qu'ils avaient eu des prédécesseurs, notamment Empédocle, Démocrite et Dioclès de Caryste, auxquels il faut ajouter Aristote à cause des découvertes dont il a doté la zoologie générale. Mais cependant on ne saurait nier qu'Hérophyle et Erasistrate aient fait faire un pas immense à l'anatomie. Jusqu'ici ceux qui cultivaient cette belle science l'avaient pratiquée sans beaucoup d'ordre et de méthode et uniquement sur les animaux.

Des erreurs comme celles de Platon et d'Hippocrate prenant la trachée comme vectrice des boissons ou faisant voyager, pendant les crises d'hystérie, l'utérus dans tout le corps, en disent assez sur l'état encore bien précaire de l'anatomie, pour que nous n'ayons pas besoin d'insister. Cette révolution fondamentale ne se fit pas dans la Grèce. Chose remarquable c'est le plus souvent dans leurs colonies que les Hellènes ont montré ce dont ils étaient capables dans le domaine de la littérature et des beaux-arts. Homère ne composa-t-il pas ses chants immortels sur les rivages de l'Asie Mineure, colonisés par les Ioniens, qu'avait chassés de leur patrie l'invasion Dorienne ? Et quel magnifique développement intellectuel dans la grande Grèce ! N'est-ce pas là que Théocrite, créant en littérature un genre nouveau et délicieux, malgré son afféterie voulue, fit enfler leurs pipeaux rustiques aux bergers de la Sicile et les mit en scène avec leurs amours et leurs passions, dans ces églogues qui sont restées immortelles ? D'ailleurs, n'avons-nous pas vu vivre à Crotone, à Elée ou à Agrigente, les philosophes pythagoriciens ? C'est qu'en effet dans ces pays nouveaux, peuplés d'individus énergiques capables de lutter contre les périls, le sol avait une fertilité inconnue dans la Grèce continentale.

Les descendants des premiers colons jouissaient, en plus d'une hérédité excellente, des loisirs indispensables à la science et aux belles lettres.

Le même phénomène se reproduisit, un peu différent il est vrai de ce qu'il avait été autrefois, lorsque après des convulsions tragiques et bien longues à finir, l'empire d'Alexandre se divisa enfin en plusieurs royaumes indépendants. C'est dans cette même Egypte par laquelle nous avons dû commencer cette étude, qu'il nous faut maintenant retourner.

Mais cette fois-ci nous n'avons plus affaire à un peuple encore à demi barbare, malgré sa science bien des fois séculaire, son long passé, ses temples magnifiques aux lourds pylônes, ses obélisques d'une hauteur prodigieuse et enfin ses pyramides fameuses, inutiles mais grandioses. Les prêtres médecins, à allures si complètement hiératiques et dont le savoir bien incomplet du reste s'entremêle sans cesse d'incantations et de magie, n'ont plus rien à nous apprendre, et c'est au libre génie grec qu'il faut nous adresser. En effet un des plus habiles lieutenants du grand Alexandre, le lagide Ptolémée, s'est taillé dans l'Egypte un royaume auquel, en digne successeur de son maître, il a donné une prospérité inouïe. Alexandrie est devenue l'intermédiaire obligé entre l'Orient et l'Occident : ce sont les marchands alexandrins qui vendent aux peuples de l'Asie Mineure et de l'Europe les plus riches denrées de l'Inde. La richesse de cette belle capitale est devenue un objet d'admiration et d'envie pour toutes les nations environnantes. Mais au milieu de leurs fêtes splendides, de leurs palais somptueux, de leurs trésors inépuisables, et des vastes projets que la politique leur inspire, les premiers rois lagides n'oublient pas non plus, en véritables fils de la Grèce qu'ils sont, les belles lettres et les sciences. A leur cour, fleurit une littérature bien artificielle peut-être, mais charmante ; les astronomes, les géomètres, les architectes, les grammairiens rivalisent de talents entre eux. Quant aux médecins, inutile de dire que les Ptolémées ont su attirer à Alexandrie les hommes qui leur paraissaient les plus éminents dans cette profession. Ils y trouvent honneurs et richesses, car ce sont eux qui doivent prolonger pendant de longs jours la vie précieuse du souverain. Ils y rencontrent aussi le bienfait inestimable d'une société choisie, intelligente, instruite, et d'une magnifique bibliothèque où l'on a entassé les livres en quantité incalculable. Les praticiens les plus illustres sont d'ailleurs en rivalité continuelle, et pour la clientèle et pour l'auditoire d'élèves qui les entourent, et qui écoutent avidement leurs paroles. Il n'y a certes pas encore de faculté de médecine proprement dite, mais une collection de professeurs libres, s'associant, paraît-il, quelquefois entre eux pour faire à leurs élèves un cours complet de médecine. Bientôt ce qu'on appelle l'école d'Alexandrie prit un développement prodigieux et c'était un honneur que d'avoir fait ses études médicales dans cette ville. Nous avons essayé de reconstituer en quelques mots le milieu où a lieu la scène; il est temps de s'occuper des acteurs. Comme nous l'avons dit plus haut deux grands hommes ont révolutionné l'anatomie et la physiologie, ce sont les fondateurs de cette école d'Alexandrie, dont nous avons montré l'influence et l'immense renommée! Erasistrate et Hérophile tous deux, chose remarquable, se rallient aux grandes écoles médicales de l'ancienne Grèce : l'un, Erasistrate, à l'école de Cnide ; l'autre, Hérophile, à celle de Cos.

ERASISTRATE

Erasistrate est un des plus habiles disciples de cette école Cni-

dienne dont nous venons de dire quelques mots ; en effet les auteurs
de la période gréco-romaine nous ont appris qu'il était disciple de ce
Chrysippe, un des premiers médecins de la Grèce, et dont nous avons
rapporté plus haut plusieurs opinions intéressantes. Il naquit à Julia
dans l'île de Ceos et non point à Cos, comme on l'a dit : après avoir
étudié sous Chrysippe, il devint par la suite un praticien si célèbre,
qu'on se le disputait à la cour des rois. Il fit notamment plusieurs sé-
jours auprès de Seleucus, l'heureux lieutenant d'Alexandre, devenu son
successeur dans la presque totalité de son empire ; et c'est pendant
une de ces périodes de son existence qu'il découvrit l'amour qu'An-
tiochus portait à la femme de son père, Bérénice ; l'histoire est trop
connue pour avoir besoin d'être rapportée ici. Mais ce n'est pas de
son habileté comme médecin, qui paraît avoir été assez grande, ce
n'est pas du fondateur d'une secte médicale qui subsistait encore à
Smyrne du temps de Strabon, c'est de l'anatomiste que nous allons
nous occuper. Erasistrate devait aimer cette science par goût d'abord
et aussi parce qu'il en avait besoin pour sa pratique habituelle. En
effet nous savons qu'il était grand chirurgien et qu'il était même fort
hardi dans ses opérations, c'est ainsi que dans le squirrhe du foie il
incisait par exemple les parois abdominales pour appliquer des topi-
ques directement sur ce viscère « Erasistratus in jecorosis præci-
dens super positas jecori cutes atque membranam utitur medicamen-
tis quæ ipsum lateis amplectantur, tum ventrem diducit audaciter,
partem subeuntem nudans : Cœlius Aurelianus, livre III, chapitre IV».

Cette audace expliquerait assez bien l'accusation de Tertulien à
son égard. On a traité cette accusation de fable, mais il n'en serait
rien : « Erasistrate et Hérophile, dit Celse, ont disséqué vivants des
criminels condamnés à mort, que les rois tiraient des prisons pour
les leur remettre ». Du moins cette vivisection humaine avait pour
excuse l'utilité ; les grands personnages qui essayaient les poisons
sur leurs esclaves n'en auraient pas pu dire autant.

Les écrits d'Erasistrate ayant été perdus il faut chercher çà et là
dans les œuvres de Galien pour voir mentionnées ses découvertes,

dont la principale paraît celle des vaisseaux chylifères, qu'il observa dans le mesentère en ouvrant le ventre d'un animal en pleine digestion. Il précéda ainsi l'anatomiste Aselli de bien des siècles, mais il croyait que ces vaisseaux étaient d'abord remplis d'air avant de contenir du chyle. On connaît ses découvertes en névrologie, en angéiologie. Il renversa complètement la ridicule théorie hippocratique qui faisait de la trachée artère le vecteur des boissons. Il ne négligea pas non plus les organes génitaux dans le cours de ses recherches.

Soranus nous apprend qu'il avait décrit après Dioclès de Caryste les cornes de l'utérus. Il devait connaître la métrite fongueuse, ou du moins les altérations de structure que déterminent les inflammations de l'utérus, car Plutarque nous apprend à son tour qu'il attribuait la stérilité aux carnosités de la matrice. Malheureusement, comme nous l'avons dit, ses œuvres ayant été perdues, nous ne pouvons que conjecturer sur l'importance de ses recherches dans la partie de l'anatomie qui nous occupe.

HÉROPHILE

Hérophile, l'émule d'Erasistrate n'appartenait pas à l'école Cnidienne, il se rattachait à l'école de Cos, car il avait eu pour maître Praxagoras, un des derniers Asclépiades de la famille d'Hippocrate. Né à Carthage et non en Chalcédoine, il vivait, dit Galien, sous le règne de Ptolémée Soter. Comme Erasistrate, il était habile médecin et habile chirurgien ; à ces deux titres il devait aimer l'anatomie qu'il cultiva en effet avec le plus grand succès. Ses découvertes en névrologie sont célèbres ; Rufus d'Ephèse dit qu'Hérophile connaissait trois sortes de nerfs: les premiers qui servent au sentiment, et qui sont aussi les ministres de la volonté par rapport aux mouvements ; ils tirent leur origine, partie du cerveau, partie de la moelle, les deuxièmes proviennent des os (ligaments) les troisièmes des muscles (tendons) » ? Il avait découvert que les chylifères au lieu d'aboutir à la veine porte se terminent dans des masses glanduleuses ; à lui aussi sont dus les noms de veine artérieuse et d'artère veineuse. L'autorité d'Hérophile était si grande même pendant la renaissance que Fallope s'écriait : « contredire Hérophile en anatomie, c'est contredire l'Evangile ».

Les découvertes d'Hérophile dans le domaine qui nous occupe semblent avoir été très importantes, malheureusement ses œuvres étant perdues comme celles d'Erasistrate, nous n'avons, comme source d'information, que les maigres renseignements de Galien. Hérophile a découvert les ovaires et les a assimilés aux testicules de l'homme. Il a montré que les cornes de l'utérus se portent vers les fosses iliaques : la matrice, dit-il, est d'ordinaire si étroite qu'elle n'admet même pas un stylet dans son intérieur. Il établit la théorie de deux semences qu'admettra Galien. Il connaissait les vaisseaux qui vont à l'utérus et aux ovaires ; il les faisait venir des veines rénales. Très problablement il avait étudié, comme Aristote, les organes génitaux dans la série animale. Soranus nous apprend qu'Hérophile avait composé un livre sur les accouchements, où l'on trouve pour la première fois étudiée la dystocie, qu'il croit d'origine dynamique et d'origine mécanique ! Il avait étudié l'embryologie, on en trouve certains indices, mais tout cela est resté très vague.

ASCLÉPIADE

Nous savons peu de chose sur les auteurs qui ont succédé aux deux grands Alexandrins. En tout cas ce n'est plus en Egypte que le mouvement scientifique continue. Parlons d'Asclépiade. Nous n'avons pas été assez heureux pour tomber sur un fragment de cet auteur se rapportant au sujet qui nous occupe. Néanmoins nous avons vu Plutarque invoquer plus d'une fois les opinions de ce médecin dans les œuvres morales.

Asclépiade, né à Prusa en Bythynie, était venu s'établir à Rome ainsi qu'une infinité d'autres grecs, cent ans environ avant J.-C., dans l'espérance d'y faire une plus grande fortune que chez lui. Pline raconte qu'il exerça d'abord la rhétorique, puis que n'ayant pas trouvé son compte dans cette profession, il se tourna vers la médecine, malgré son âge déjà avancé ! Il réussit, car il prit en tout le contrepied d'Archagatus, qu'on blâmait beaucoup à cause de la cruauté de ses traitements. Pline lui reproche d'avoir altéré la doctrine d'Hippocrate et d'avoir bâti plus sur la théorie que sur la pratique. En tout cas, ce fut un écrivain très laborieux, ayant écrit beaucoup sur la médecine. Il expliquait tout par la doctrine des atomes et les atomes lui permettaient d'expliquer les causes des maladies, leurs symptômes, leur mode de traitement, etc. « Le corps humain, dit-il, ne subsiste que tant que ses pores sont ouverts et que les matières circulent aisément à travers ceux-ci ; la maladie survient quand ces pores se resserrent ».

Quoi qu'il en soit voici les opinions sur la génération, que lui attribue Plutarque :

Asclépiade, dit-il, pense que chez les enfants mâles en raison d'une chaleur plus grande, la formation du corps commence à partir du vingt-sixième jour, souvent même plus tôt, et qu'elle est terminée au cinquantième. Quant aux filles, il faut deux mois pour que la conformation se prépare et quatre pour qu'elle s'achève, attendu qu'il y a insuffisance de chaleur. Asclépiade, comme partisan des atomes, avait de l'âme une conception toute matérialiste, à l'encontre des philosophes platoniciens qui lui faisaient jouer un si grand rôle dans la formation de l'embryon (théories vitalistes). Pour lui, l'âme était la résultante du fonctionnement des organes.

Voici maintenant comment il expliquait les grossesses multiples : Asclépiade, dit Plutarque, attribue ces grossesses à la qualité supérieure du sperme ; comme un grain d'orge donne deux ou trois épis, de même, dit-il, il y a des spermes très productifs.

ATHÉNÉE

Nous allons donner trois fragments qu'Oribase a empruntés à

Athénée : Quand commence et quand finit la sécrétion du sperme ;

Configuration du fœtus ;

Préparation pour avoir des enfants.

Athénée naquit cinquante-quatre ans après J.-C., à Attalie, ville de Cilicie, il fut, à ce que nous apprend Galien, le chef de la secte des pneumatiques. Le célèbre Archigène fut un de ses disciples. Il avait inventé une théorie assez analogue à celle de l'école des Vitalistes de Montpellier. Ce principe vital était un esprit qui pénétrait tout ; et les maladies du corps humain étaient dues aux altérations de cet esprit. Il avait emprunté la base de ce système aux philosophes stoïciens, notamment à Chrysippe. Galien fait remarquer qu'aucun médecin contemporain d'Athénée n'avait écrit aussi universellement que lui sur la médecine. Les fragments que nous avons intercalés ne se ressentent pas beaucoup de sa fameuse théorie pneumatique. Athénée s'y montre érudit, mais point très original. Nous avons trouvé déjà une bonne partie des idées qu'il émet, dans Dioclès, Empédocle, Démocrite, et Hippocrate. Cependant Galien nous apprend que cet auteur avait adopté comme Aristote l'idée d'une semence unique, aussi, malgré les éloges qu'il lui décerne, combattit-il énergiquement ses idées.

(*Oribase*, liv. III, p. 62.)

QUAND COMMENCE ET QUAND FINIT LA SÉCRÉTION DU SPERME
D'APRÈS ATHÉNÉE

« Le sperme commence à être sécrété chez la plupart des hommes à partir de quatorze ans. Il commence à devenir fécond chez quelques-uns, dès dix-huit ans, mais chez le plus grand nombre c'est vers l'accomplissement de la troisième semaine (d'année) : le sperme devient stérile après environ neuf semaines (d'années) et chez ceux qui parviennent à l'extrême vieillesse, il finit par manquer. »

(*Oribase.* — Tiré d'Athénée.)

CONFIGURATION DU FŒTUS

« La configuration du fœtus commence à se manifester vers le quarantième jour, car jusqu'au neuvième, il n'y a pour ainsi dire que
quelques lignes sanguinolentes qui se dessinent en relief ; et vers le
dix-huitième jour, il se montre des grumeaux charnus et des corps
fibreux dans lesquels on découvre les battements du cœur. Vers le
vingt-septième jour, comme le dit Dioclès, il se forme manifestement
dans une membrane muqueuse des traces faibles de l'épine du dos et
de la tête. Vers le trente-sixième jour ou au plus tard quatre jours
après, vers le quarantième on voit pour la première fois tout le
corps distingué (en parties distinctes). Empédocle, le naturaliste, est
aussi de la même opinion par rapport à l'époque de l'organisation
complète du fœtus et il dit que le fœtus mâle arrive plus rapidement
à sa configuration que le fœtus femelle, et qu'il en est de même
pour les fœtus portés à droite comparés à ceux qui sont du côté
gauche. »

(*Oribase*, liv. III, p. 107. — Tiré d'Athénée.)

PRÉPARATION POUR AVOIR DES ENFANTS

« Ceux qui se proposent d'engendrer des enfants doivent avoir l'âme
et le corps dans la meilleure condition possible ; en d'autres termes,
l'âme doit être tranquille et complètement exempte soit de douleurs,
soit de soucis accompagnés de fatigue, soit de quelque autre affection. Il faut que le corps soit sain et qu'en un mot, il ne soit dété-
rioré sous aucun rapport, car ce ne sont pas seulement les gens
tranquilles et bien portants qui engendrent des enfants sains, mais
les gens maladifs ont aussi des enfants maladifs, tant pour ce qui
regarde tout le corps en général, que pour ce qui regarde chaque
partie en particulier. Voilà pourquoi il est utile de s'y préparer par

un régime approprié, en employant des exercices suffisants, mais incapables de produire la moindre incommodité, et des aliments faciles à digérer, remplis de bons sucs, nourrissant bien, modérément humides et modérément chauds, et en s'abstenant des aliments trop échauffants comme le suc de Cyrène, la rue, le cresson d'Alep, la raquette, le lymbre, les oignons, l'ail et en général les mets âcres, acides, amers ou salés. De plus, on devra mener une vie réglée, aussi bien le jour même du rapprochement sexuel que les jours précédents afin que le sperme qu'on accumule soit bien élaboré et en quantité suffisante, et qu'il y ait un attrait et un penchant ardent pour le coït, le corps étant en effervescence, car, dit Andréas, ceux qui font un usage continuel du coït récoltent une semence crue et verte.

CHAPITRE VI

Siècle de Trajan : Soranus et Galien

SORANUS

Il nous faut maintenant descendre au siècle de Trajan. Nous y rencontrerons deux génies éminents, Soranus et Galien. Soranus a été un des médecins les plus remarquables de l'antiquité. Représentant le plus illustre de la secte méthodique, il a arraché des éloges à Galien, l'ennemi le plus acharné de cette secte médicale. Comme le fait remarquer Hahn dans son excellent article biographique du dictionnaire Dechambre, il ne le blâme nulle part et recommande même assez souvent les médications instituées par Soranus. Aussi n'a-t-il pas peu contribué à étendre la réputation de son rival. Celle-ci paraît avoir été très considérable parmi ses contemporains et dans les siècles immédiatement postérieurs. Oribase et Aétius n'ont point manqué d'en donner de longs extraits; il s'est même trouvé un auteur latin, Cœlius Aurelianus, pour le démarquer presque entièrement. En effet, voici comment s'exprime Daremberg sur ce dernier : « personnage sur lequel on ne sait absolument rien de certain, ni l'époque où il vivait, ni quel fut son pays, ni même s'il était médecin. Ce qui me paraît jusqu'ici hors de contestation, c'est qu'il est le simple traducteur, non pas seulement d'un ouvrage, mais de plusieurs ouvrages de Soranus ». D'autre part, Guardia dit : « C'est à Soranus qu'il doit tout son savoir, c'est de Soranus qu'il relève uniquement, c'est par lui qu'il voit, discerne et juge : il n'est rien, il ne peut rien sans son auteur ».

Soranus a été un excellent anatomiste et on en trouve la preuve en lisant son traité des affections aiguës et chroniques. Soranus a su encore cultiver la gynécologie et l'obstétrique avec un très grand succès, ainsi qu'on pourra s'en convaincre en lisant son traité sur les maladies des femmes. Esprit d'une rare indépendance, il respectait les grands noms de la médecine, mais il ne s'inclinait devant aucune autorité si respectable qu'elle fût, quand il avait pour lui des faits qui lui paraissaient concluants. Cœlius Aurélianus va même jusqu'à nous révéler qu'il traitait assez à la légère certaines théories hippocratiques : « Sed hæc somnia Soranus esse judicavit ». Galien du reste nous apprend dans son traité de l'introduction que c'était un dissident, c'est-à-dire qu'il se permettait d'avoir son jugement personnel sur bien des points ; cette liberté d'allure lui a bien servi en obstétrique. Ainsi il a banni de cette science une foule de moyens barbares, qui la déshonoraient sans la servir, tels que la pratique de secouer brutalement la femme, quand l'enfant ne voulait pas venir, de la forcer à grimper le long d'une échelle, etc. Il ne pratiquait point non plus l'embryotomie aussi fréquemment que ses prédécesseurs, la réservant pour des cas d'extrême nécessité ; enfin il a donné les conseils les plus sages sur l'alimentation de l'enfant, et il décrit les qualités que doit posséder une bonne nourrice. Il connaît la version podalique, déjà indiquée du reste par Celse, mais recourt aussi à la version céphalique par manœuvres internes. Nous ne nous étendrons pas davantage la-dessus, pressé que nous sommes de rentrer dans notre sujet ; les quelques digressions que nous nous sommes permises auront au moins l'avantage de donner une idée de la valeur et du rare génie de ce médecin éminent. Comme dans l'antiquité, la pratique des accouchements était surtout abandonnée aux sages-femmes ; on ne peut faire un crime à Soranus, dit Hahn, de n'avoir connu qu'imparfaitement, par le seul témoignage des matrones peut-être, l'anatomie des organes sexuels de la femme. Cependant les médecins étaient appelés en cas de dystocie, ainsi que cela résulte d'un passage de Soranus lui-même, c'est pourquoi il a donné dans son traité une description assez ample des organes génitaux de la femme. La voici; nous en avons emprunté la traduction à Daremberg, et nous ferons remarquer que ce morceau a été connu bien avant la découverte faite par Dretz du manuscrit des maladies des femmes. En effet, Oribase avait rendu le service de l'intercaler dans sa compilation.

DE LA MATRICE ET DU MEMBRE GÉNITAL DE LA FEMME
(Tiré de Soranus.)

« A la matrice on donne aussi le nom d'utérus ou de delphys; on l'appelle matrice parce qu'elle est la mère des embryons engendrés d'elle, ou parce qu'elle rend mères celles qui en ont une, ou selon quelques-uns parce qu'elle implique la mesure du temps pour la menstruation et l'accouchement (de μέτρον, mesure); on nomme utérus (en grec ὑστέρα) parce qu'elle n'accomplit ses œuvres que plus tard (de ὕστερον plus tard) ou parce qu'elle occupe la dernière place parmi les viscères sinon rigoureusement, du moins par une interprétation large; on lui donne le nom de delphys parce qu'elle a la faculté d'engendrer des frères (en grec ἀδελφός). La matrice est située dans la cavité formée par l'écartement des hanches, entre la vessie et le rectum, étant placée sous le premier et sur le second organe, quelquefois entièrement, d'autres fois en partie attendu que son volume est variable : en effet chez les petites filles elle est plus petite que la vessie, raison pour laquelle elle se cache entièrement sous cet organe; chez les vierges, à la fleur de l'âge, elle atteint le niveau de la vessie à la partie supérieure; chez les femmes plus âgées, qui ont déjà perdu leur virginité et, surtout si elles ont déjà eu un accouchement auparavant, la matrice est plus grande de façon que chez la plupart de ces femmes elle repose sur l'extrémité du colon; il en est ainsi à plus forte raison encore pendant la grossesse, comme on peut le constater aussi bien par ses yeux (le péritoine et le ventre

étant considérablement tuméfiés) que par le fait que l'enfant qui vient
au monde a un volume si considérable, y compris les tuniques et les
liquides qui l'accompagnent. Après l'accouchement la matrice revient
sur elle-même, il est vrai, mais elle conserve du reste un volume
plus considérable qu'avant la première grossesse. Dans ce cas donc
elle est plus grande que la vessie; cependant elle n'est pas placée sous
cet organe d'une manière uniforme; car en avant le col de la vessie
fait plutôt saillie et s'avance au delà de la matrice puisqu'il a l'urètre
pour terminaison et qu'il s'étend le long de tout le vagin; en arrière
au contraire le fond de la matrice est plus élevé que celui de la vessie
puisqu'il est situé sous le nombril, de sorte que la cavité de la vessie
est placée sur le col de la matrice et le fond sur sa cavité. Des membranes minces rattachent la matrice du côté des organes situés sur
elle, à la vessie et du côté des organes situés sous elle au rectum
tandis qu'elle est retenue latéralement et en arrière par les membranes
qui prennent leur origine aux hanches et au sacrum. Par conséquent,
si ces membranes se contractent par l'inflammation, elle est tirée en
haut et déviée latéralement; si au contraire elles se détendent et se
relâchent, la matrice éprouve une chute, non parce qu'elle est un
animal comme quelques-uns l'ont cru, mais parce qu'elle possède
comme les autres parties de la sensibilité tactile et que pour cette
raison elle se contracte sous l'influence des refroidissements et se
relâche sous celle des raréfiants. Quant à sa figure, l'utérus ne présente pas celle d'une spirale comme chez les animaux privés de
raison; mais elle ressemble aux ventouses des médecins; en effet
commençant par une partie large et arrondie elle finit en se rétrécissant
par un orifice étroit en comparaison de son extrémité placée au
fond.

On appelle orifice la première partie de l'utérus laquelle est placée
en devant; col, la partie qui vient après; nuque, celle qui vient ensuite; tronc, l'ensemble de ces trois parties; épaules, les parties latérales qui sont les premières à s'élargir après le col; côtés, les parties
suivantes; fond, la dernière partie; base, ce qui est placé au-dessous

du fond ; et sac, tonneau ou rinus, l'ensemble de cette cavité. L'orifice de l'utérus est situé au milieu du vagin ; car le col est serré de tout côté par les grandes lèvres et la distance de ces dernières parties à l'orifice est plus ou moins grande suivant l'âge ; cependant elle est ordinairement de cinq ou six doigts chez les femmes qui sont déjà arrivées à la puberté. L'orifice devient plus facile à atteindre pendant l'accouchement parce que le col s'allonge. La grandeur de l'orifice diffère aussi ; cependant chez la plupart des femmes son étendue, dans l'état normal, égale celle de l'extrémité du conduit auriculaire. Dans certaines circonstances l'orifice se dilate, par exemple quand l'organe du coït se fait sentir pour accueillir le sperme ; pendant la menstruation pour excréter le sang ; pendant la grossesse, en raison de l'augmentation de volume du fœtus ; mais pendant l'accouchement l'orifice s'élargit considérablement jusqu'au point d'admettre des mains d'individus adultes. Naturellement l'orifice de l'utérus est charnu et mou : avant la défloration il ressemble pour la spongiosité au poumon et pour la mollesse à la langue ; mais après l'accouchement il devient plus calleux comme la tête d'un poulpe ou comme le dit Hérophile, il prend de la ressemblance avec le sommet de la trachée artère (c'est-à-dire le larynx) parce que le passage des produits de l'excrétion et de la parturition le rendent calleux. Quant à son élément, l'ensemble de la matrice est nerveux car cet organe ne se compose pas de nerfs seulement mais aussi de veines, de chairs et d'artères ; parmi ces divers éléments les nerfs tirent leur première origine de la membrane de la moelle épinière (la dure mère), les artères et les veines, de la veine cave et de la grosse artère, situées à côté de l'épine du dos ; en effet deux veines se détachent de la veine cave et deux artères de la grosse artère et ces vaisseaux se rendent aux reins, à chaque rein une veine et une artère ; mais avant de s'implanter dans ces organes ils se bifurquent et s'insèrent avec deux rameaux, sur les deux reins, tandis que les deux autres rameaux enveloppent l'utérus de leur réseau ; il en résulte donc que quatre vaisseaux, deux artères et deux veines s'implantent sur cet organe. Partant de ces vaisseaux

une artère et une veine viennent aussi s'implanter sur chaque testicule (ovaire). Les testicules adhèrent à l'utérus à l'extérieur près du
col un à chaque côté et ces organes sont peu cohérents, glanduleux
et recouverts d'une membrane propre. Quant à la forme, ils ne sont
pas allongés comme chez les hommes, mais arrondis, légèrement
évasés, un peu aplatis à leur base. Le canal spermatique en venant
de l'utérus part du testicule de son côté et s'étendant sur les côtés
de l'utérus lui-même jusqu'à la vessie il s'insère sur le col de celle-
ci (*Ligament de l'ovaire et Ligament rond*. V. trad. de Galien, t, II,
p. 118).

Il semble donc que la semence de la femelle ne contribue pas à
la formation de l'animal puisqu'elle est versée à l'extérieur, mais
nous avons traité ce sujet lorsque nous parlions de la semence.
Quelques-uns, et c'est aussi l'opinion de Clius, prétendent qu'il y a
aussi des ligaments suspenseurs qui s'implantent sur les testicules
(ovaires, partie du ligament large?) et nous avons vérifié ce fait par
l'expérience chez une femme affectée de hernie intestinale. Chez
cette femme il y eut pendant l'opération une chute du testicule par
suite du relâchement des vaisseaux qui le retiennent et l'enveloppent,
avec lesquels le ligament suspenseur s'échappa aussi. La matrice
est composée dans son ensemble de deux tuniques qui présentent
une disposition élémentaire opposée l'une à l'autre à la manière des
languettes de papier (papyrus). La tunique extérieure (péritoine?) est
la plus nerveuse, la plus lisse, la plus dure et la plus blanche, et la
tunique interne la plus charnue, la plus rugueuse, la plus molle et la
plus rouge (couche musculeuse); elle est entièrement recouverte de
réseaux musculaires dont les vaisseaux sont plus nombreux et plus
considérables au fond de la matrice parce que là s'agglutine le sperme,
de là coulent les règles. Les deux tuniques de l'utérus sont rattachées
entre elles par des membranes lâches et des nerfs qui par leur allon-
gement amènent souvent une chute de l'utérus. La matrice présente
en général au fond chez les femmes qui n'ont pas eu d'accouchement
des rides plissées comme une fente dont le nombre ne va pas au delà

de deux ; chez les femmes qui ont accouché l'utérus est uni et arrondi.

Dioclès prétend qu'il y a aussi des cotylédons, des bras de poulpes ou des cornes, excroissances en forme de mamelles larges à la base, terminées en pointe au sommet, sur les deux côtés de l'utérus créées par prévoyance par la nature pour exercer le fœtus à attirer le mamelon du sein. Mais cette opinion sur les excroissances ne concorde pas avec les dissections ; on ne trouve pas de cotylédons ; et le raisonnement qu'on vient de nous débiter est contraire aux règles de la physique. Il ne faut pas croire que la matrice ait une importance capitale pour la vie ; elle fait non seulement des chutes ; mais on la retranche aussi chez quelques femmes sans que cela entraîne la mort comme Thémison le raconte ; en Galatie, les truies, d'après ce qu'on dit, deviennent plus grosses après l'excision de l'utérus. Quand l'utérus est malade il amène aussi l'orifice de l'estomac et les membranes du cerveau à prendre part à sa maladie. Il existe aussi de la sympathie entre l'utérus et les seins. A la fleur de l'âge ils se développent en même temps, l'utérus complète l'évolution du sperme pendant que les mamelles préparent le lait. Quand les règles coulent le lait se tarit ; quand le lait coule il y a absence de règles ; chez les femmes à l'âge de retour, les mamelles se flétrissent, la matrice se rétrécit, en cas de maladie du fœtus leur volume se contracte. Quand nous voyons chez les femmes enceintes les seins se fendiller et se contracter nous prédisons qu'il y aura fausse couche. Voilà la nature de la matrice. » Nous devons à notre ami la traduction suivante qui n'a jamais été faite jusqu'ici en français et sera par conséquent une contribution utile :

DE LA PURGATION MENSTRUELLE

« On appelle les menstrues ἔμμηνον et καταμήνιον, la purgation menstruelle, parce qu'elles se produisent chaque mois et parce qu'elles servent d'aliment au fœtus, on les a donc assimilées aux vivres qu'on

embarque sur les navires. Elles méritent aussi le nom de purgation
puisqu'elles purifient le sang de la femme. Chez beaucoup de personnes elles sont constituées par du sang pur, chez d'autres par une
humeur sanguinolente, quelquefois par une sorte de samé. Les
menstrues sont donc du sang ou une humeur de même nature, qui
est expulsé à époques fixes et surtout de l'utérus. Nous ajoutons de
l'utérus principalement parce qu'elles proviennent aussi en partie du
vagin. Les règles apparaissent d'ordinaire à quatorze ans, c'est-à-dire
à l'époque de la puberté et du développement des mamelles. D'abord
peu abondantes, elles s'accroissent ensuite notablement en quantité,
puis elles diminuent et finissent par disparaître vers l'âge de quarante
ans au plus tôt et cinquante ans au plus tard. Nous disons cela pour
la généralité des cas, car on a vu les menstrues se prolonger exception-
nellement jusqu'à l'âge de soixante ans. L'accroissement et la dimi-
nution dans la quantité des règles ne se font du reste pas avec la régularité que leur assigne Dioclès. D'après cet auteur les règles seraient
peu abondantes jusqu'à l'âge de seize ans ; puis elles diminuent seulement vers quarante ans. En effet on les voit, tantôt pour une raison
tantôt pour une autre ou même sans motif apparent, devenir très
profuses ou se supprimer au contraire presque entièrement. On peut
évaluer la quantité de sang qui s'écoule de l'utérus pendant les règles
à deux hémines environ. Les menstrues durent un jour, deux jours,
parfois sept jours et même plus. Chez la plupart des femmes elles se
montrent de trois à quatre jours. Bien qu'elles se produisent chaque
mois, le temps qui sépare deux menstrues n'est point toujours le même,
il est tantôt plus court, tantôt plus long qu'un mois. Leur époque
d'apparition n'est donc point aussi fixe que l'a dit Dioclès. Celle-ci
d'autre part ne suit pas exactement le cours de la lune (mois lunaire),
comme l'avait affirmé Empédocle. Certaines femmes voient en effet
leurs règles apparaître à la nouvelle lune, d'autres pendant le dernier
quart. On peut dire que pour être bien réglées les femmes doivent
être vigoureuses après la cessation de la période menstruelle et res-
pirer librement. Dans le cas contraire on doit dire qu'elles sont mal

réglées. L'abondance des menstrues varie avec l'âge, la constitution, le genre de vie, l'alimentation, etc.... Elles n'apparaissent pas après une longue maladie, car le corps épuisé n'a plus rien à éliminer, elles disparaissent aussi pendant la grossesse, parce qu'elles servent de nourriture au fœtus. »

Soranus signale très exactement les phénomènes qui annoncent l'apparition des menstrues, la torpeur, les maux de tête, les bouffées de chaleur, les douleurs dans les reins, l'anorexie, les nausées, un sentiment de prurit aux parties génitales, etc. Il recommande le repos pendant la période menstruelle. Il est bon de s'abstenir de bains au moins le premier jour des menstrues. Soranus discute ensuite l'utilité des menstrues au point de vue de la purification du sang et de la procréation des enfants. Seule cette dernière fonction lui paraît véritablement utile; quant à la purification du sang, il est à peu près du même avis qu'Hérophile, c'est-à-dire qu'elle peut être utile chez les unes, nuisible chez d'autres; utile chez les premières parce que la suppression des menstrues amène de graves perturbations morbides, nuisibles chez les secondes parce que bien des femmes qui ont des règles très abondantes sont néanmoins pâles et sans forces. Soranus aborde ensuite un problème sur la résolution duquel les esprits étaient très partagés: celui de savoir si la continence est utile ou nuisible aux femmes. Les uns disent oui et rappellent que les personnes tourmentées par un amour qu'elles ne peuvent satisfaire sont pâles et languissantes, que l'appétit vénérien peut devenir la source de troubles nerveux très graves si on n'y porte pas remède, les autres s'appuient sur les faits de femmes et de femelles d'animaux qui, quoique privées de rapprochements sexuels, n'en sont que plus vigoureuses. Notre auteur reconnaît que bien que le désir de procréer soit une loi de la nature, les femmes qui ont fait vœu de chasteté pour des motifs religieux ou qui y sont contraintes parce qu'elles sont en prison se portent souvent admirablement bien. Soranus a traité cette question un peu en rhéteur en exposant avec subtilité le pour et le contre et en ne donnant son avis qu'en dernier lieu; on a comme un avant-goût des discussions scholastiques;

il ne s'est pas contredit du reste en disant que la non exécution d'une
loi naturelle pouvait ne pas porter préjudice à l'individu. Il faut distinguer en effet dans la question de la procréation deux choses absolument différentes, le bien de l'espèce et le bien de l'individu. Pour
ce dernier le coït fécondant peut devenir une grave source de danger
ainsi que le reconnaît Soranus. Nous arrêtons là notre analyse parce
que tous les autres chapitres ayant trait à la pathologie de la grossesse,
l'accouchement, les opérations et l'allaitement de l'enfant, ne peuvent,
quelque remarquables qu'ils soient, nous intéresser directement. Ajoutons cependant que Soranus a eu le mérite de détruire une ancienne
erreur hippocratique en niant que l'enfant mâle se développe nécessairement dans la moitié droite de l'utérus. Soranus avait composé un
traité de la semence et de la génération animale auquel il renvoie
souvent mais qui malheureusement a été perdu.

GALIEN

L'influence de Galien a été toute autre que celle de Soranus. On
peut dire que la description qu'il a donnée des organes génitaux,
de la fécondation et de la génération chez la femme ont prévalu si
longtemps que nous n'en rencontrerons pas d'autres jusqu'à Vésale
et Arantius. Chaud partisan des idées hippocratiques, il a contribué
beaucoup à les faire adopter en les modifiant légèrement. Il n'a pas
négligé l'admirable ouvrage d'Aristote sur la génération chez les
animaux, souvent il le contredit mais en l'appelant cher Aristote, très
cher Aristote, que dirais-tu, noble Aristote, etc. Il s'est manifestement
inspiré de cet auteur dans plusieurs passages. Comme lui, il croit que
la semence du mâle est essentiellement chaude, qu'elle contient un
souffle, que l'érection a lieu par un souffle qui dilate les corps caverneux, etc. Mais profitant d'une découverte d'Hérophile qui avait signalé l'existence de testicules femelles, il pense que la femme aussi
a sa semence de même nature que celle de l'homme mais moins
chaude. Il ne croit donc plus à la fermentation que déterminerait, dans

la sang des menstrues, la présence du sperme, mais il croit toujours que celles-ci servent à nourrir le fœtus pendant la vie embryonnaire et à l'allaiter après la naissance en se portant dans les mamelles. Le sperme s'accumule dans les testicules qui sont des réservoirs ; on voit le sang des vaisseaux spermatiques se transformer en liquide laiteux à mesure qu'il se rapproche des testicules.

La fécondation est due à l'union et à la concordance des deux semences : celle de la femme, plus froide, sert à alimenter celle de l'homme plus chaude. L'esprit qui est dans la semence de l'homme s'entoure de membranes dont le sort est divers. Les premières formées sont le chorion qui empêche l'esprit de s'évaporer en l'emprisonnant de toute part. Egaré par ses recherches sur les animaux, Galien a commis quelques erreurs : c'est ainsi qu'il admet la persistance de la vésicule allantoide jusqu'à la naissance. Elle est, dit-il, destinée à contenir l'urine, qui ne peut venir ainsi irriter la peau du fœtus ; d'autre part il connaît mal le placenta. N'ayant probablement jamais disséqué de femmes enceintes, il croit qu'il existe chez elles des cotylédons comme on en voit chez la chèvre. Il fait provenir les vaisseaux ombilicaux directement de l'utérus, erreur que renversera Arantius. Enfin à propos de l'embryon il soutient faussement que le cerveau se forme le premier, bien qu'Aristote eût démontré que c'était le cœur. Néanmoins on ne peut nier que Galien n'ait fait de profondes recherches sur le sujet qui nous occupe. Il avait eu recours non seulement au scalpel mais encore à l'expérimentation et il avait étudié, comme l'avait fait Aristote, les mystères de la génération chez un grand nombre d'animaux, bien qu'il eût un but beaucoup plus restreint que ce grand philosophe. Sa description anatomique des organes génitaux chez la femme est en certains points moins bonne que celle de Soranus mais beaucoup plus complète. Il les avait étudiés beaucoup plus sur les animaux que chez la femme, cependant il avait su profiter des beaux travaux d'Hérophile qui, dit-il, travaillait beaucoup plus sur les cadavres humains que sur ceux des animaux.

La forme, le volume, les rapports, les ligaments sont longuement

décrits et souvent avec bonheur. Il a parfaitement observé les variations de grosseur qu'offre la matrice suivant l'âge, la nulliparité ou
la multiparité, la grossesse, l'époque menstruelle ou extramens-
truelle. Tout cela du reste commençait à être assez bien connu de
son temps. Nous signalons tout particulièrement au lecteur la
question des rapports et des ligaments : il a parfaitement entrevu ceux-
ci, même les postérieurs. Il n'oublie que les ligaments ronds ; les
moyens d'union avec la vessie et le rectum sont parfaitement décrits.
Il a bien vu aussi les nerfs et les vaisseaux utérins. Il ne parle guère
que de nos vaisseaux utéro-ovariques, mais il mentionne des vaisseaux qui irrigueraient la partie inférieure de la matrice, la vessie et
le rectum. Comme structure, il assigne à l'utérus deux tuniques :
l'une fibreuse externe, l'autre mince et comme veineuse qu'il croit
rugueuse, surtout vers le fond de l'organe. Il reconnaît expres-
sément que l'utérus peut se dilater et se resserrer : ce détail important lui avait probablement été révélé par ses vivisections. Il
regarde avec raison le col comme un sphincter, mais semble le con-
fondre avec le vagin dont il signale les variations étonnantes de
calibre. Malheureusement, poussé par un esprit de spéculation qui
n'a pas toujours été heureux, Galien a essayé, à tort, de démontrer
que les organes génitaux de la femme étaient les mêmes que ceux de
l'homme, mais retournés et devenus internes. C'est ainsi qu'il compare l'utérus au scrotum, la vulve et les grandes lèvres qui la limitent
au prépuce, les ovaires aux testicules. Il ne manque pas cependant
de remarquer les différences qui existent entre les deux : l'ovaire est
plus plat, moins rond, privé de dartos et de tunique érythroïde, de
nature plus glanduleuse ; peut-être cette dernière opinion s'appuie-
t-elle sur une vision confuse des ovisacs ou du moins des saillies qu'ils
déterminent ; il fait partir des ovaires un canal séminal, probablement
le ligament suspenseur de cet organe, qu'il dit aboutir à l'utérus, tout
près de l'insertion des cornes. Il reproche à Aristote et à Hérophile
de ne pas s'être aperçus de la présence de ce conduit. Suivant notre
habitude constante, nous allons faire suivre cette courte analyse d'une

série de textes, les uns empruntés à Daremberg, les autres dus à l'obligeance de notre ami de Tornery qui a bien voulu, sur notre demande, mettre à profit ses connaissances en langue grecque. Ce morceau n'existait pas encore en français.

LIVRE DE LA DISSECTION DE L'UTÉRUS

Galien s'exprime ainsi dans le livre de la *dissection de l'utérus* : « L'utérus a un siège intrapéritonéal. Il est situé entre la vessie et le rectum. Ce dernier est recouvert presque en entier par l'utérus, qui d'autre part dépasse beaucoup la vessie en haut, tandis que celle-ci déborde en bas assez notablement le col utérin. En effet le réservoir urinaire, qui chez la femme repose derrière le pubis, a un urètre beaucoup plus court et plus large que celui de l'homme, de sorte qu'en avant elle touche presque à la vulve. Le rectum lui est placé tout contre le sacrum, que dominent les vertèbres sacrés. Il existe à la partie supérieure de cet os une courbure qui lui donne un aspect bossu. Hippocrate en a parlé. Dans la cavité, que contribue à former le sacrum, sont situés la vessie, l'utérus et le rectum. Celui-ci peut être divisé en une partie supérieure, qui le comprend presque tout entier et en une partie inférieure dilatée (portion lâche); à la partie terminale de celle-ci est le sphincter au-dessus duquel le rectum s'élargit. J'appelle génitoires les parties génitales c'est-à-dire l'utérus.

II. La grandeur de l'utérus n'est pas toujours la même. En effet celle-ci est bien plus considérable chez les personnes enceintes que chez celles qui ne le sont pas. L'utérus est beaucoup plus petit chez celles qui n'ont jamais conçu et plus exigu encore chez les personnes qui ne sont pas nubiles. La grosseur de la matrice des femmes qui restent continentes demeure donc toujours au-dessous de la moyenne de celles qui vivent dans les conditions ordinaires et dont nous allons nous occuper. L'utérus par son fond est proche de l'ombilic, et il avoisine la vulve par son segment inférieur. En bas il ne descend pas de la même quantité chez toutes les femmes.

En général c'est de onze travers de doigts. En largeur, il s'étend d'une corne à l'autre ; celles-ci, comme nous l'avons dit, dépassent de chaque côté la vessie et le rectum. La vulve est limitée par le relief des pubis et circonscrite par des replis cutanés (nos grandes lèvres) qui sont les analogues du prépuce de l'homme.

III. La forme de l'utérus est à comparer surtout avec le corps de la vessie. Il en part des processus qui se rendent vers l'os iliaque et ont un aspect quadrilatère (nos ligaments larges). Hérophile a comparé la forme de ces prolongements utérins à un demi-cercle, Dioclès aux cornes de bœufs, elles ont depuis cet auteur conservé le nom de cornes. Eudéme les a assimilé à des antres dont elles présentent les sinuosités. Praxagoras et Philotime leur ont donné le nom de sinus utérins. Ainsi l'utérus humain est bisinué, l'utérus de animaux multisinué parce que les animaux qui ont des portées de plusieurs petits doivent avoir un nombre de sinus correspondant au nombre de ces derniers. Ces noms ne me paraissent pas convenir à l'utérus humain. En effet le fœtus chez la femme comme dans les matrices de la vache, de la chèvre, ne peut pas se développer dans les cornes qui sont beaucoup trop petites pour le recevoir, mais dans la cavité utérine proprement dite.

Il est de la plus haute importance de nous préoccuper à cette place des parties qui avoisinent l'utérus.

IV. Parmi les parties voisines, plusieurs touchent l'utérus sans se souder du reste avec lui, d'autres au contraire s'unissent à ce viscère et doivent en être séparées par la dissection la plus attentive. L'utérus est ainsi voisin de beaucoup de parties et beaucoup de parties s'y insèrent. Les utérus moyens sont recouverts en haut par l'intestin grêle, qui ne fait qu'atteindre au contraire les petits utérus. L'utérus gravide qui remplit l'intérieur de l'abdomen est en rapport avec une grande partie de l'intestin. Il se relie à la vessie et au rectum dont il n'est séparé que par un petit intervalle, à l'aide de liens filamenteux. Ceux-ci sont particulièrement abondants en avant vers la vessie. Il est rattaché par des ligaments robustes au sacrum et aux parties

musculeuses qui recouvrent cet os ; on peut même dire qu'il va jusqu'à se relier aux vertèbres lombaires. En effet il part des lombes des
processus d'origine musculaire qui vont se distribuer à l'utérus,
au rectum et au col de la vessie. Tous ces ligaments du reste sont
lâches, ils permettent très facilement à l'utérus de changer de place
et de transformer son aspect extérieur. Il ne faut pas du reste prendre
pour des ligaments les parties qui viennent s'insérer sur l'utérus,
dont une partie sont des nerfs qui partent de la moelle dorsale, ou
bien des vaisseaux destinés à nourrir l'utérus et le fœtus : ce sont les
veines et les artères utérines. La fusion avec la vessie et le rectum
se fait par des parties membraneuses souvent riches en graisses, de
telle sorte qu'on peut les séparer facilement par le grattage, mais en
d'autres endroits la séparation est impossible ; on dirait la même chair.
Les vaisseaux, et les testicules sont annexés à l'utérus, et d'autre part
l'utérus se soude à la vulve par son col.

V. De la veine cave et de l'aorte partent également deux vaisseaux,
deux veines et deux artères. Elles se divisent en deux groupes, com-
prenant chacun une artère et une veine. Le groupe droit se porte
sur les parties latérales droites de l'utérus, le groupe gauche sur
les parties latérales gauches. Avant d'atteindre la matrice, ces vaisseaux donnent quelques branches aux testicules (ovaires), puis elles
viennent se ramifier et se perdre dans les tissus utérins. Ces vaisseaux
naissent un peu au-dessous de ceux qui se rendent dans les reins
(Galien désigne donc les vaisseaux utéro-ovariens), les veines sont
beaucoup plus grosses que les artères. Chez certaines femmes ces
vaisseaux pourraient provenir, à ce qu'assure Hérophile, des vaisseaux rénaux. Je n'ai rencontré que très rarement cette disposition
chez les animaux, sauf chez les singes. Je ne dis donc pas qu'Hérophile
n'ait pas raison pour la femme. C'était en effet, à ce qu'il me semble
d'après mon expérience personnelle, un excellent anatomiste qui a
travaillé beaucoup plus souvent sur les cadavres humains que sur les
cadavres des animaux. Il a montré que ces vaisseaux pénètrent dans
les ligaments qui soutiennent l'utérus, leurs parois s'épaississent avec

le nombre des accouchements ; on peut voir aussi cela chez les animaux. Il y a en outre des vaisseaux qui se portent vers la partie inférieure de la matrice et viennent irriguer le col, la vulve le rectum.

VI. L'utérus se compose de deux tuniques, l'une plus fibreuse l'autre plus molle et semblable aux parois d'une veine qui est placée en dedans de la première. Toutes deux sont construites de telle sorte qu'elles peuvent facilement se resserrer ou se laiser distendre, les deux tuniques sont simplement contiguës : l'externe est simple, l'interne double. Si l'on arrive à les séparer, il semble donc que l'on ait sous les yeux deux utérus. La tunique interne est assez rugueuse surtout vers le fond, la tunique externe qui est nerveuse est beaucoup plus épaisse que l'interne et parcourue par de nombreux vaisseaux.

VII.— Le col de l'utérus est musculeux formé d'une chair consistante qui devient avec l'âge de plus en plus dure et comme cartilagineuse. Hérophile l'a comparé à la partie inférieure du gosier. On doit appeler col cette partie qui donne passage aux menstrues et reçoit le membre viril de l'homme, c'est lui que parcourra le fœtus avant d'être expulsé au dehors. Il est incroyable de voir combien le calibre de ce canal peut varier ; souvent c'est à peine s'il reçoit la verge, pendant la grossesse il se referme et ne veut plus rien admettre et cependant ce même col laissera passer le fœtus tout entier ! Sa direction n'est pas rectiligne mais tantôt penchée à droite ou à gauche, tantôt dirigée en avant ou en arrière.

VIII. — Les tuniques de l'utérus n'ont pas toujours la même épaisseur, elles sont très minces chez les petites filles, puis elles augmentent en épaisseur au moment de l'établissement des menstrues. Elles s'amincissent de nouveau à la période de la ménopause. Ce n'est pas le lieu de s'occuper ici des modifications que font subir à l'utérus les maladies. Au moment de la purgation mensuelle (menstrues) l'utérus s'épaissit et se tuméfie, il est mince et sec quand les règles n'ont pas reparu depuis longtemps. L'utérus est plus épais chez la primipare et encore plus épais chez la multipare.

IX.—Les testicules des femmes (ovaires) sont situés sur les côtés de l'utérus à la hauteur du fond de la matrice près des cornes. Ils sont beaucoup plus petits que les testicules des mâles. Ils en diffèrent encore par bien des côtés. En effet ils sont plus plats que ceux des hommes, de nature glanduleuse et non formés de chair molle comme ces derniers. Il ne sont pas non plus enveloppés d'un dartos et d'une tunique érythroide. Ils sont nourris par les vaisseaux qui se rendent à l'utérus. Ceux-ci décrivent de nombreuses sinuosités et semblent s'enrouler sur eux-mêmes, comme on le voit pour les vaisseaux des testicules mâles.

Les canaux séminifères qui en partent semblent contenir de la semence tout comme ceux des hommes ; ils sont gros et vastes si l'on considère le calibre des testicules femelles, et présentent une cavité apparente ; ils se rétrécissent ensuite pour se dilater de nouveau ce qui a lieu tout près des cornes, au moment où ils aboutissent à l'utérus. Aristote, Hérophile et Euryphon n'ont rien décrit de semblable ; malgré leurs talents dans la dissection, ils semblent avoir complètement ignoré ce détail. Il n'est pas étonnant que celui-ci ait échappé aux auteurs anciens, à Praxagoras, Dioclès, Philotime, vu la façon grossière et maladroite dont ils disséquaient (peut-être Galien a-t-il pris le ligament ovarien pour le canal séminal). »

STRUCTURE DE L'UTÉRUS (*De usu partium*) DAREMBERG

« La nature a construit le corps des veines dur et résistant, attendu que leurs fonctions consistent uniquement à recevoir les superfluités. Pour les intestins et l'estomac qui sont plutôt des organes de cœlin que des réceptables de superfluitées, une substance charnue convenait mieux. En effet la nature ne les a pas créés pour recevoir la bile, le phlegme et les autres superfluités séreuses qui découlent de tout le corps, mais étant créés pour d'autres fonctions, elle s'en est servie en même temps comme de canaux pour le passage des superfluités. Ainsi donc il a été donné avec raison à leur corps une forme de substance appropriée à leurs fonctions. Quant au nombre de leurs tuniques, il leur a été attribué, en vue de l'utilité, une seconde, car il était à craindre que leur tunique interne ne fût parfois excoriée et lésée. La nature l'a donc revêtue d'une tunique externe pour que la lésion se bornât à cette seule tunique. Pour les matrices pourvues d'un sang pur et utile, il suffit d'une seule tunique. Toutefois, comme elles devaient non pas seulement attirer intérieurement le sperme pendant le coït mais encore le retenir au temps de la gestation, et rejeter le fœtus quand le produit de la conception est parfait, la nature en conséquence a imaginé de donner à ces matrices toute espèce de fibres. En effet nous avons souvent démontré à ce sujet que chacun des organes attire à lui en agissant avec les fibres droites, qu'il rejette avec les fibres transversales et qu'il retient avec toutes les fibres. »

CAUSES POUR LESQUELLES LES ORGANES GÉNITAUX SONT INTERNES CHEZ LA FEMME

(*Galien*, trad. DAREMBERG, p. 103).

« La conséquence immédiate de cette froideur était l'impossibilité, pour ces parties, faute de chaleur, de se porter au dehors, ce qui est un second avantage et le plus important pour la perpétuité de l'espèce. Car en faisant saillie, les parties intérieures devenaient le scrotum, mais ce scrotum en demeurant dans l'intérieur a constitué la matrice, organe propre à recevoir et à retenir le sperme, à nourrir et à parfaire le fœtus. Par conséquent encore la femme devait avoir les testicules plus petits et plus imparfaits et le sperme qui y est renfermé moins abondant, plus froid et plus humide, car cela dérive nécessairement du défaut de chaleur. Aussi un semblable sperme ne devait pas suffire pour engendrer un être animé. »

Anatomie n° 9.

MEMBRANES DU FŒTUS (1 vol., p. 137, DAREMBERG)

« En effet le fœtus tout entier est de toute part enveloppé d'une membrane mince nommée amnios, laquelle reçoit ce qui peut passer

par la sueur du fœtus; sur cette membrane est placée une membrane peu connue appelée allantoide qui s'ouvre dans la vessie du fœtus et laisse s'accumuler en elle jusqu'à la naissance ce qu'on peut appeler l'urine du fœtus. Cette membrane est recouverte circulairement par le chorion, lequel tapisse toute la matrice et c'est par son intermédiaire que le fœtus est rattaché à la matrice. »

AMNIOS ET ALLANTOIDE D'APRÈS GALIEN

« La nature a donc placé le chorion autour du fœtus, mais elle a construit conjointement avec cette membrane l'Allantoide qui emprunte son nom à sa figure, puisqu'elle ressemble à une saucisse; cette dernière membrane qui, pendant les premiers jours, doit, ainsi que nous l'avons dit, coopérer avec le chorion à la formation du fœtus, est destinée, après la configuration de l'animal, à recueillir l'urine, car il était nécessaire que l'animal contenu au sein de sa mère eût des résidus égaux en nombre et en espèce à ceux qui sont propres aux animaux déjà détachés de la matrice, mais il ne devait avoir de l'urine et des excréments alvins qu'après la configuration et l'organisation des parties, tandis que la vapeur qui découle du produit de la conception et qui est l'analogue de la sueur des animaux complets, devait exister tout de suite dès le commencement. Il était donc nécessaire que cette vapeur eût aussi une membrane, comme l'urine possède la membrane allantoide, et en effet la membrane dite ammios, c'est la membrane qui entoure circulairement tout le produit de la conception, car la membrane allantoide quoiqu'elle se forme avant l'amnios, est mince et faible, puisque le sperme dont elle se forme se rapproche davantage du serum. Il fallait aussi que la membrane destinée à entourer le fœtus eût des parois épaisses et solides, puisqu'elle ne devait pas être seulement un réceptacle pour la sueur, mais résister aussi aux futurs mouvements des membres. Donc le liquide qui s'accumule en guise de sueur dans l'amnios est répandu circulairement autour du fœtus, parce qu'il ne saurait faire aucun tort à sa peau, mais l'urine est spécialement tenue éloignée et séparée de lui, et ne touche ni à la peau ni aux veines du chorion, afin que son acreté ne nuise en aucune façon aux parties avoisinantes. C'est encore une utilité assez importante du liquide contenu dans le chorion que la suivante. Il soulève et supporte le fœtus qui nage pour ainsi dire sur lui, afin qu'il pèse moins sur les liens qui l'attachent à la matrice. Il s'y ajoute encore une autre utilité, qui est commune à tous ces liquides, et qui se révèle lorsque l'animal est mis au monde, c'est celle de faciliter la sortie du fœtus à travers le col de la matrice, humecté qu'il est par une grande quantité de liquide, puisque les membranes doivent nécessairement se déchirer à ce moment. En effet le liquide ne contribue pas seulement au glissement du fœtus, mais il rend aussi le col de la matrice capable de subir une très grande dilatation, car étant trempé par les liquides dont nous venons de parler, il devient plus mou et se dilate plus facilement. Ces membranes sont tellement minces et semblables à des toiles d'araignée, que si on ne les traite pas avec ménagement, pendant la dissection, elles se déchirent facilement. Aussi l'amnios entoure de tous côtés le fœtus tout entier, l'allantoide est placé sur lui à l'extérieur vers sa partie convexe, et là où l'allantoide se termine, ses extrémités sont situées vers les cornes, le chorion enveloppe à l'extérieur ces deux membranes. »

ORIGINE DES VAISSEAUX OMBILICAUX

« A chaque orifice des vaisseaux qui penchent dans la matrice et par lesquels y est porté le sang menstruel naît à l'époque de la gestation un autre vaisseau, artériel à l'orifice de l'artère, veineux à l'orifice des veines qui aboutissent dans la matrice. Ils sont rattachés les uns aux autres par une membrane mince, mais très forte qui adhère extérieurement à tous les vaisseaux et s'insère sur les parties intérieures de la matrice, cette membrane s'étend en double sur toutes les parties de la matrice situées entre les orifices des vaisseaux. Elle

se prolonge et s'avance avec tous les vaisseaux mentionnés recélant
de ces deux parties la moitié de chacune d'elles, en sorte que cette
double membrane est pour les vaisseaux un abri, un lien qui unit les
vaisseaux entre eux et avec les matrices. Chacun des vaisseaux est
petit au moment où il sort de la matrice, comme sont les extrémités d'un arbre enfoncé dans la terre. Peu à près en avançant ils se
rapprochent et s'unissent, et de deux vaisseaux n'en forment plus
qu'un seul, puis il y a une nouvelle jonction entre deux vaisseaux
semblables. Cette union progressive ne cesse que quand tous les
petits rameaux sont confondus en deux grands vaisseaux, qui
comme des troncs, penchent dans le fœtus par la région ombilicale.
On y trouve en tout quatre vaisseaux, deux artères et deux veines
(animaux), aucune jonction n'ayant lieu entre les vaisseaux de différents genres, mais toujours les veines s'unissent aux veines et les artères aux artères. »

SPERMES DES DEUX SEXES, MÊMES MOUVEMENTS PHYSIOLOGIQUES

« Ne pensez donc pas que le sperme se meuve d'après un certain
principe pour la génération des mâles, d'après un autre pour celle des
femelles. Dans ce cas en effet il n'existerait pas de principe d'un
animal identique, si les mouvements étaient tout à fait différents.
Mais comme il est dit maintenant, le sperme femelle est plus imparfait dans son mouvement, et le sperme mâle plus parfait. On attri-
buerait avec raison ce mouvement plus imparfait et plus parfait à
l'inégalité dans le froid et le chaud. Mais comment donc ce principe
même se développe-t-il dans les fœtus ? Ceux qui croient que la
femelle émet un sperme fécond ne trouvent pas étonnant que le fruit
aussi soit une femelle quand les mouvements de ce sperme sont plus
forts que ceux du mâle. Mais d'abord ces gens ne comprennent pas
qu'ils supposent deux principes de mouvement en lutte l'un contre
l'autre. En effet si le sperme de la femelle a essentiellement un principe
de mouvement, il a absolument le même que celui du mâle et a

besoin d'être mêlé à ce dernier et d'agir ainsi désormais avec lui, ou s'il n'a pas besoin de cette union, qui empêchera la femelle répandant sa semence au dedans d'elle-même, d'amener à perfection le fœtus. Et cependant cela ne se voit pas, donc elle a absolument besoin du sperme mâle. Si elle en a besoin, celui-ci se mêle nécessairement au sien et tous deux combinent leur mouvement en un seul, car il n'est pas possible qu'ils aient des mouvements dissemblables et concourent cependant à la génération d'un animal unique. »

DAREMBERG — CAUSE DU NATUREL FROID CHEZ LES FEMMES
(GALIEN, p. 102.)

« Le fœtus a besoin, pour sa formation première et pour son entier développement ultérieur, d'une quantité considérable de matière. Il faut donc nécessairement de deux choses l'une : ou qu'elle dérobe à celle qui le porte sa nourriture, ou qu'elle prenne ce qu'elle a en excès. Or il n'était pas préférable qu'il privât sa mère de nourriture et il lui était impossible de prendre de la nourriture en excès si la femelle était douée d'une grande chaleur, attendu que la chaleur dissiperait aisément et dessécherait ce superflu. Il était donc convenable que la mère fût froide à un degré tel qu'elle ne pût disperser tous les aliments crus et digérés. En effet, ce qui est trop froid ne peut même pas cuire l'aliment, d'un autre côté ce qui est parfaitement chaud, ayant une grande puissance de coction, en a une grande aussi pour dissiper. Le corps qui n'est pas trop éloigné de la chaleur parfaite est susceptible, puisqu'il n'est pas tout à fait froid, de cuire l'aliment et en même temps d'en laisser une partie superflue puisqu'il n'est pas excessivement chaud. Telle est l'utilité de la froideur de la femelle. »

LA FEMELLE EST PLUS IMPARFAITE QUE LE MALE, PAR UNE PREMIÈRE RAISON
CAPITALE, C'EST QU'ELLE EST PLUS FROIDE
DAREMBERG. (GALIEN, page 99.)

« Toutes les parties de l'homme se trouvent aussi chez la femme ;

il n'y a de différence qu'en un point, et il faut s'en souvenir dans tout le raisonnement, c'est que les parties de la femme sont internes et celles de l'homme externes à partir de la région du périnée. Figurez-vous celles qui s'offrent les premières à votre imagination, n'importe lesquelles, retournez en dehors celles de la femme, tournez et repliez en dedans celles de l'homme, et vous les trouverez toutes semblables, les unes aux autres. Supposez d'abord avec moi celles de l'homme rentrées et s'étendant intérieurement entre le rectum et la vessie ; dans cette supposition le scrotum occuperait la place des matrices avec les testicules situés de chaque côté à l'orifice externe. La verge du mâle deviendrait le col de la cavité qui se produit, et la peau de l'extrémité de la verge qu'on nomme prépuce formerait le vagin.

Supposez à l'inverse que la matrice se retourne et tombe en dehors, ses testicules (ovaires) ne se trouveraient-ils pas alors nécessairement en dedans de sa cavité, et celle-ci ne les envelopperait-elle pas comme un scrotum. Le col caché jusque-là dans le périnée ne deviendrait-il pas le membre viril, et le vagin, qui n'est qu'un appendice cutané du col, ne deviendrait-il pas le prépuce ? Ce renversement serait suivi forcément d'un changement de position des veines et des artères. »

CHAPITRE VII

AUTEURS GRECS POSTÉRIEURS A GALIEN

Après Galien la décadence ne se fit pas attendre. Le traité d'accouchement de Moschion, sorte de catéchisme par demandes et par réponses, est une simple compilation de Soranus. Il ne nous est rien resté de Rufus d'Ephèse qui paraît du reste avoir vécu avant Galien. Oribase, Aétius, Paul d'Egine n'ont été dans les matières qui nous occupent que des compilateurs, dont le seul mérite a été de sauver des textes en les intercalant dans leurs ouvrages. Après ces auteurs la nuit est encore plus profonde. Byzance ne s'occupe plus que de bien vivre et de se distraire par des querelles théologiques aussi futiles que violentes; Théophile signalera bien au VIIe siècle les canaux spermatiques du testicule, mais rien ne prouve que cette découverte n'ait été faite antérieurement.

Médecins romains

CELSE, PLINE, CŒLIUS AURELIANUS, VARRON ET AULUGELLE

Les Romains ont été ici comme en bien d'autres points les copistes des Grecs. *Celse,* qui a écrit sur la chirurgie un traité si remarquable, n'a rien laissé sur l'anatomie qui soit parvenu jusqu'à nous. Morgagni fait remarquer que cet auteur avait des connaissances très étendues en anatomie et qu'il avait dû s'appliquer à cette science fort longtemps; ainsi il a parlé de l'ostéologie avec autant d'exactitude qu'il était possible à son époque. Il a signalé le premier l'écartement considérable chez la femme des os qui forment l'arcade pubienne.

Hippocrate et Asclépiade étaient les deux auteurs qu'il semble avoir principalement suivis ; or ces deux auteurs s'étaient beaucoup occupés de gynécologie. Il est très possible que Celse s'en soit occupé aussi dans une des parties de cette vaste encyclopédie, que nous savons qu'il a écrite, mais qui est restée complètement perdue jusqu'ici. Dans son traité de médecine, Celse ne cite que deux fois la matrice et d'une façon très brève à propos d'opérations chirurgicales.

Du reste plus on lit Celse, nous dit M. le professeur Laboulbène, et plus on acquiert la certitude qu'il n'était pas médecin, c'était un encyclopédiste qui s'abrite toujours derrière quelqu'un. — Græci dicunt; il n'est donc pas très important d'avoir son appréciation sur les organes génitaux ; comme nous le disons plus haut, puisqu'il cite surtout Hippocrate et Asclépiade, ce ne serait sans doute qu'une réédition des idées de ces auteurs, que nous retrouverions dans ses écrits perdus, ce qui fait que nous les regrettons moins pour notre sujet.

PLINE

Pline n'était nullement un médecin, ce n'était même pas un praticien amateur, comme a pu l'être Celse. Et cependant en parcourant sa volumineuse histoire naturelle, nous avons trouvé bien des matériaux intéressants. C'est que cet auteur est un des plus laborieux et des plus érudits que l'humanité ait jamais produits. Les fatigues de la vie militaire, les emplois publics, les devoirs que lui imposait sa haute situation mondaine, ainsi que ses nombreux voyages, ne l'empêchèrent jamais de se livrer à l'étude. Il avait si bien réglé sa manière de vivre, qu'il ne perdait presque aucun moment de la journée dans l'oisiveté ; il récupérait au besoin pendant la nuit les heures qu'il avait dû sacrifier pendant le jour. Son neveu et fils d'adoption, Pline le jeune, nous apprend que pendant les repas il se faisait toujours lire quelque ouvrage et toute interruption le contrariait. Il utilisait même le temps du bain, et pendant ses voyages, il avait toujours avec lui des livres, des tablettes et un secrétaire. Il avait en outre l'excellente habitude de dicter des extraits et des résumés de tous les ouvrages qu'il lisait. Grâce à ce labeur incessant et continué pendant de longues années, il composa un grand nombre d'ouvrages. Outre son histoire naturelle nous trouvons énumérés dans une des lettres de son neveu (lib. III, p. 5) tous ceux qu'il a composés sur l'histoire ou l'éloquence.

Il a laissé en outre cent soixante volumes de notes. Les livres qui ont trait au sujet qui nous occupe sont bien écrits et composés avec art ; ils renferment de nombreux faits intéressants, rapportés avec une brièveté singulière et une habileté surprenante, qui tiennent constamment l'attention éveillée. Ces faits, il les emprunte non seulement aux Grecs, mais aux auteurs latins dont les ouvrages ont été perdus, et même à l'histoire contemporaine. Il prend un peu partout ce qu'il nous raconte ; ce qui le fait appeler avec juste raison, par M. le professeur Laboulbène, un grand compilateur.

Pline en effet n'est pas un esprit critique, et il mêle sans discernement les choses fabuleuses avec les détails exacts. Cependant, vu l'époque à laquelle elles se rapportent, les superstitions qu'il nous signale ont quand même de la valeur ; et si le savant a parfois le droit de se fâcher, l'érudit a toujours de quoi se satisfaire en le lisant.

(*Pline*, liv. III, ch. xiii)

MALIGNITÉ DES MENSTRUES

« Mais difficilement trouve-t-on rien qui soit aussi malfaisant que le sang menstruel. Une femme qui a ses règles fait aigrir le vin doux par son approche, en les touchant frappe de stérilité les céréales, de mort les greffes, brûle les plantes des jardins, les fruits de l'arbre contre lequel elle s'est assise tombent. Son regard ternit le poli des miroirs, attaque l'acier et l'éclat de l'ivoire, les abeilles meurent dans leurs ruches, la rouille s'empare aussitôt de l'airain et du fer, et une odeur fétide s'en exhale. Les chiens qui goûtent de ce sang deviennent enragés et leur morsure inocule un poison que rien ne peut guérir. Bien plus, le bitume, substance visqueuse et collante, qui à une certaine époque surnage au-dessus des eaux d'un lac de Judée, nommé asphaltique, ne se laisse diviser par rien, mais se laisse diviser par un fil infecte de ce virus. Les fourmis même, animal si petit, en en ressentant l'influence, rejettent les graines qu'elles portent. Ce flux d'une telle virulence revient chez la femme tous les trente jours et il est plus abondant tous les trois mois. Chez quelques-unes, il est plus fréquent, chez d'autres, il ne survient jamais : celles-ci sont stériles, attendu que le sang menstruel est la matière de l'être à engendrer, la semence du mâle, agissant comme un levain, l'arrondit sur soi-même, puis cette masse avec le temps se vivifie et prend un corps. »

(Pline, Liv. IV, chapitre I.)

DE LA SITUATION DES PARTIES INTERNES

« La matrice des vierges est très petite, celle des femmes, hors l'état de grossesse, n'excède guère le volume que la main pourrait contenir. Faisant suite à un col droit et aminci qu'on appelle vagin, la matrice remonte vers le milieu du ventre, se dirige un peu vers la hanche droite, s'avance ensuite sur le rectum et s'attache par ses côtés aux os des îles : « Vulva autem in virginibus quidem admodum exigua est ; in mulieribus vero nisi ubi gravidæ sunt, non multa major quam ut manu comprehendatur. Ex recta tenuataque cervice, quem canalem vocant, contra mediam alvum orsa, inde paulum ad dexteriorem coxam convertitur ; deinde super rectum intestinum progressa, illis feminæ latera sua innectit. »

(Livre VII, ch. IX)

HYMEN

« Quand l'occlusion vient de naissance, c'est une membrane qui
ferme l'entrée du vagin ; au lieu que le même espace est rempli par
une substance charnue, quand cette disposition vicieuse succède à des
altérations. Dans le premier cas on divise la membrane au moyen
de deux incisions qui se croisent obliquement comme les lignes de
la lettre ; on a grand soin de ne pas ouvrir le canal urinaire, puis
on excise chaque lambeau. « Si ex utero est membrana ori vulvæ
opposita est ; si ex ulcere caro id implevit. Oportet autem membranam duobus lineis, inter se transversis incidere ad similitudinem lit-
teræ V, magna cura habetis ne urinæ iter violetur. »

(*Pline*, liv. VII, ch. XII)

LIMITES DU POUVOIR FÉCONDANT DANS LES DEUX SEXES

« La femme n'engendre pas après la cinquantième année, et chez
la plupart le flux menstruel cesse à la quarantième. Quant aux
hommes, on sait que le roi Massinissa engendra à quatre-vingt-dix
ans passés un fils qu'il appela Methiniathonus et Caton le Censeur
à quatre-vingts ans accomplis en eut de la fille de Salonius, son
client. Pour cette raison une branche de ses enfants a été surnommée Licinienne et l'autre Salonienne ; c'est de cette dernière que
vient Caton d'Utique. Dernièrement encore Volusius Saturninus
mort préfet de Rome a eu à plus de soixante-deux ans (cela est
notoire) de Cornelia de la famille des Scipions, Volusius Saturninus,
qui a été consul. D'ailleurs il est d'ordinaire de rencontrer des gens
du commun qui engendrent jusqu'à soixante-quinze ans. »

(*Pline*, liv. VII, ch. IX)

SUPERFÉTATION

« Excepté la femme, peu de femelles à l'état de gestation reçoivent le mâle ; il n'y a guère qu'une ou deux espèces chez lesquelles la superfétation existe. On lit dans les écrits des médecins et de ceux qui ont recueilli des faits semblables, qu'une femme avorta en une seule fois de douze embryons ; mais lorsqu'il s'est écoulé un peu de temps entre les deux conceptions, l'un et l'autre produit arrivent à terme comme on le vit pour Hercule et Iphiclès, son frère. Même observation chez la femme qui en une seule couche mit au monde un enfant ressemblant à son mari et l'autre à son amant. Même observation encore pour une esclave de Proconèse qui, ayant doublement conçu dans un premier jour, accoucha d'un enfant ressemblant à son maître, et d'un autre ressemblant à l'intendant ; pour une autre femme qui accoucha à la fois d'un enfant à terme et d'un fœtus de cinq mois, et pour une autre enfin qui ayant accouché d'un enfant à sept mois accoucha de deux à terme. »

(Pline, liv. VII, ch. x)

DURÉE DE LA GESTATION

« Les autres animaux ont une époque fixe pour la gestation et le port, l'homme vient au monde en tout temps de l'année et après une gestation d'une durée incertaine. L'un naît au bout de sept mois, l'autre au bout de huit, un autre au commencement du dixième et du onzième mois. Aucun n'est viable avant le septième. Les enfants conçus la veille ou le lendemain du jour de la pleine lune, ou pendant l'interlune sont les seuls qui naissent au septième mois. La naissance au huitième mois est commune en Egypte et même en Italie ; de tels enfants sont viables contre l'opinion des anciens.

Le temps de la gestation peut éprouver toutes les variations. Vestilia femme de Héredicus, puis de Pomponius et d'Orfitus, citoyens des plus illustres, qui avait eu de ses trois maris quatre enfants et toujours au septième mois, mit au monde Sylvius Rufus au onzième, Corbulon au septième, l'un et l'autre consuls, puis au huitième Cœsonia, femme de l'empereur Caligula. Pour les enfants qui naissent

au huitième mois, les plus grands dangers sont au quarantième jour;
pour les femmes, au quatrième et au huitième mois, et les avortements sont mortels à cette époque. Mosurius rapporte que le préteur
S. Papirius, sans s'arrêter aux réclamations d'un collatéral, déclara
héritier un enfant que sa mère disait avoir porté pendant treize mois,
se fondant sur ce que la gestation n'avait point de durée fixe. »

(Pline, liv. VII, ch. iii)

ANDROGYNISME

Le changement de femmes en hommes n'est pas une fable. Nous
avons trouvé dans les annales que, sous le consulat de Licinius
Crassus et de Cassius Longius (an de Rome 581), une fille encore
sous la puissance paternelle devint un garçon à Casinum et fut
transportée par l'ordre des Aruspices dans une île déserte. Licinius
Mucianus rapporte qu'il y eut à Argos Arescon, qui avait porté le
nom d'Arescuse, qui avait même pris mari ; il lui vint de la barbe et
des parties viriles et il prit femme. Il en arriva autant à un garçon
de Smyrne qu'a vu le même Licinius Mucianus. Moi-même j'ai vu
en Afrique Cossicius, citoyen de Thydris, qui fut changé en mâle le
jour de ses noces. »

CŒLIUS AURELIANUS

Cœlius Aurelianus, d'après Garcia et la plupart des critiques
récents de l'histoire de la médecine, n'aurait été qu'un simple
copiste et abréviateur de Soranus. Daremberg, bon juge en pareille
matière, est formel sur ce point. C'est donc à cet auteur qu'il
faut recourir, quand on discute quelques-unes des opinions que
l'on trouve émises dans l'ouvrage de Cœlius Aurelianus.

VARRON ET AULUGELLE

Enfin nous avons trouvé quelques documents intéressants dans

Aulugelle, dont nous rapportons presque entièrement le passage de
la Nuit attique qui a rapport à la durée de la grossesse. (Voir page
170.)

Un auteur qui s'y trouve cité, Varron, le célèbre érudit romain,
avait composé sur l'origine de l'homme un traité qui a été perdu,
mais dont Aulugelle et Censorinus nous rapportent quelques fragments.

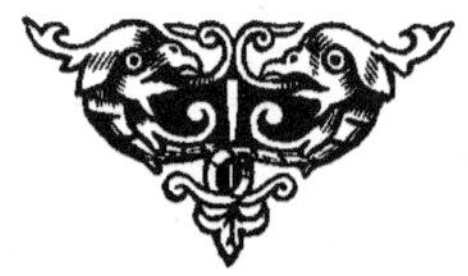

CHAPITRE VIII

Arabes. — Anatomistes du Moyen Age.

ARABES

Les Arabes furent d'habiles médecins, des commentateurs savants, des thérapeutes souvent trop compliqués, mais non sans originalité ; toutefois on ne peut leur décerner le titre de bons anatomistes. Ils se bornèrent à copier dans les œuvres de Galien surtout ce que les Grecs avaient écrit sur la structure du corps humain ; ils ne firent aucune grande découverte. Sans rien innover, ils se contentèrent de reproduire assez fidèlement les notions anatomiques des anciens. A cela, il y avait probablement des raisons religieuses fort importantes. De par le Coran, il était défendu de toucher aux corps humains. La description des organes génitaux de la femme ainsi que l'embryologie ne fit donc aucun progrès. Les médecins arabes, arrêtés par des préjugés insurmontables, ne pouvaient être ni gynécologistes, ni accoucheurs ; ils n'avaient par conséquent aucun intérêt pratique à aborder ce genre d'étude ; ils ne pouvaient s'y intéresser que comme savants. Si les plus célèbres d'entre eux en parlent, c'est seulement pour ne négliger aucune partie de l'art médical.

Pendant longtemps les Arabes firent de simples traductions ; plus tard, ils publièrent des ouvrages originaux. Rhasès, leur premier médecin de valeur, n'aborda l'anatomie que d'une façon très succincte ; cette science n'occupe qu'une très petite partie de son œuvre médicale.

Avicennes a fait une anatomie beaucoup plus détaillée : les auteurs arabes qui se sont occupés de la structure du corps humain l'ont copiée ; les médecins arabisants de Montpellier, de Salerne etc., en ont fait autant.

ANATOMISTES DU MOYEN AGE

GUY DE CHAULIAC — MUNDINUS — MATHIEU DE GRADIBUS — ACHILLINUS
GABRIEL DE ZERBIS — BERENGER DE CARPI

Les premiers médecins arabistes, c'est-à-dire les fondateurs de l'Ecole de Salerne, et les médecins juifs d'Espagne et du midi de la France, ne firent que copier servilement les Arabes, non seulement en médecine, mais aussi en anatomie. Ainsi le passage de Guy de Chauliac sur les organes génitaux, bien que cet auteur soit venu après Mundinus, n'est qu'une paraphrase du passage d'Avicennes sur le même sujet. Ce n'est qu'au XIIIe siècle, comme le fait remarquer Chéreau, à cette cour si curieuse du roi Frédéric II, qu'eut lieu la renaissance littéraire et scientifique. Cet empereur était mauvais catholique et l'ennemi du pouvoir spirituel ; aussi vit-il s'abattre sur lui toutes les foudres de l'Eglise. La Sicile et le sud de l'Italie présentaient un aspect linguistique et ethnographique tout autre que le reste de la péninsule ; trois civilisations s'y entrechoquaient : la latine ou celle des conquérants normands et germaniques ; la grecque ou mieux byzantine et l'arabe. Les Grecs s'étaient en effet longtemps maintenus dans cette partie de l'Italie ; ils y avaient résisté avec succès aux assauts des Lombards et n'avaient été dépossédés que depuis fort peu de temps par les conquérants musulmans. Ceux-ci mirent à profit le XIe et le XIIe siècles pour coloniser la Sicile, et à côté de l'ancienne population, il s'en développa une nouvelle qui brilla bientôt d'un éclat de civilisation presque égal à celui de l'Espagne ou de l'Orient. Il s'y forma de célèbres médecins, et les rois normands, même après la conquête, ne dédaignèrent pas de recourir à leurs conseils.

MUNDINUS

Frédéric II, d'un esprit très indépendant et très curieux, dont le génie détonne pour ainsi dire dans son siècle, avait permis aux médecins de disséquer, non plus des bêtes, mais des cadavres humains. L'occasion ne devait pas se rencontrer souvent, mais au moins les médecins n'en étaient plus réduits aux cadavres des animaux. C'était là un grand avantage, et Mundinus, qui en comprenait toute l'importance, a bien soin de nous dire que ses recherches ont été faites sur le corps de telle ou telle femme. Bien qu'il admire les travaux de Galien et d'Avicennes, Mundinus n'hésite pas à les contredire au besoin.

Chéreau fait remarquer justement que sa splanchnologie est fort bien faite pour l'époque ; c'est même la meilleure partie de son ouvrage ; car la myologie, l'ostéologie, la névrologie, l'angéïologie sont loin de mériter les mêmes éloges. C'est Mundinus qui a donné au col de l'utérus le nom de museau de goujon, et qui a le premier étudié, mieux qu'on ne l'avait fait jusqu'alors, la structure de cet organe ; mais tout cela est encore bien imparfait et bien grossier.

Donnons d'abord le passage de Guy de Chauliac.

(Guy de Chauliac, *Grande Chirurgie*, p. 77, édit. Joubert. — Rouen, 1632.)

« L'Amary est le champ de la génération humaine et par conséquent l'organe qui reçoit la semence. Sa situation est entre la vessie et le boyau culien. Sa substance est membraneuse, composée de deux tuniques. Sa forme est ronde avec trois cornes ou bras cellu-

laires, au chef desquels est un petit testicule planté d'en haut et par-
devant elle a un ample canal. Elle est comme la verge renversée ou
mise au dedans, au quatorzième de l'usage des parties. Car elle a
au-dessous deux bras cellulaires avec les testicules, comme la bourse
des testicules. Elle a aussi un ventre commun au milieu, comme les
parties du pénil. Elle a son col en bras canulé comme la verge.
Elle a aussi la vulve comme une balance et la mitre. Elle a aussi le
tentigo comme un prépuce. Elle a aussi sa longueur comme la verge
de huit ou neuf doigts. Et bien qu'elle n'ait que deux seins ou ca·
vités manifestes suivant le nombre des mamelles, toutefois elle a
chacune d'icelles triplement cellulée, et une au milieu, de sorte que
selon Mundinus on y trouve sept réceptacles. Elle a colligence ou
alliance avec le cerveau, le cœur, le foie, l'estomac, et est attachée
au dos. Entre elles et les mamelles sont continuées les veines du lait
et des menstrues, à raison de quoi, dit Galien au chap. VI, Hippocrate disait le lait être frère des menstrues.

DE ANATOMIA VASORUM SPERMATIS IN MULIERE

(*Mundinus*).

« Debes ergo scire quod membra generationis in viris et mulieribus
conveniunt in aliquo et in aliquo non. Imo in aliquibus differunt.
Conveniunt primo in vasis spermaticis (quantum ad ortum eorum)
quia secundum Avicenna, 3 can. fen 10 et fen 21, *De anatomia matricis*. Vasa spermatica in viris et mulieribus oriuntur juxta renes, ita
quod vasa, quæ sunt in parte sinistra ortum habent a vena emulgente sinistra et dextra ortum habent a dextra et ortum habent
supra renes vel infra, renæ et a rena chylis et arteriæ ab arteria
aorti. Et quia hæ venæ habent ortum a corde et hepate ut infra
videbis, potes cognoscere quomodo vasa spermatica sunt decisa
a corde, quia non immediate sed mediate et hoc in viris et mulieribus
potes videre. Licet autem conveniat magis in loco originis, in locis
autem ad quæ terminantur in mulieribus et viris multum differunt,

quia in mulieribus terminantur ad matricem in loco exteriori ubi sunt testiculi imo proprie loquendo, extra matricem revolvuntur et contexcuntur et concavitates et texturæ carnibus minutis glandosis replentur et propterea non sunt vere testiculi sicut viris ima sunt sicut testiculi leporis, facti propter prædictam utilitatem, ut generarent quamdam humiditatem salivalem, quæ sit causa delectationis in mulieribus. Postea vasa hæc penetrant substantiam matricis et ad concavitatem ipsius pertingunt et fiunt ora ipsorum. Et vocantur cotyledones, quia eis mediantibus, alligatur fœtus matrici per quæ fit fluxus menstruorum. Et quædam perveniunt ad os matricis nervosum ad portandum humiditatem salivalem jam dictam. Et ab his venis ramificantur vel oriuntur venæ duæ a quolibet latere, una quæ in mirach penetrat, ascendit et quanto plus ascendit, minus occultatur et extra juxta cutim magis approximat, donec perveniat ad mammillas et ideo in mulieribus quando facis anatomiam mirach, has venas considera, et conserva usque ad hunc locum et hoc in muliere. Quoniam in porca vel alio animali habente mammillas in mirach istæ venæ oriuntur a matrice, et manifestantur in mirach. Et præter has venas ascendit a profundo pectoris juxta sive indirecto pomi granato una vena, quæ venit ad mammillas, ad decoquendum sanguinem, quæ debet converti in lac et non videtur nisi una et in porcis prægnantibus valde apparet et tunc apparebit tibi colligantia matricis et mammillarum per venas illas. Quare appositio ventosæ ad mammillas restringit menstruorum fluxum. »

DE ANATOMIA MATRICIS

MUNDINUS ANATOMIA, éditée par Dryander, professeur à Marpurg.
Marpurg, imprimerie de Clusthiar Egenolphus.

« Et ut continuetur hic sermo, si facis anatomiam in muliere, debes post vasa spermatica videre anatomiam matricis ejus, sicut in aliis membris, videas primo locum et colligentiam, secundo figuram, tertio quantitatem, quarto substantiam, quinto numero partium ejus, sexto nocumenta ejus. Locum ejus videbis, quia est situa in concavitate alchalim et est concavitas illa circumdata spondilibus alanis et caudæ a parte posteriori et a parte anteriori a parte, quæ dicitur pecten sive fæmur, quia ipsa immediate locata est inter intestinum rectum, quod est sicut culatra ejus ex parte posteriori et vesica ex parte anteriori et specialiter quantum ad collum ejus, qui ejus collo supervenit collum vesicæ, licet concavitas ejus alterior sit concavitate vesicæ, inter dextrum autem et sinistrum posita est in medio directe. Deinde vide colligantiam ejus quæ maxima est, quia habet colligantiam quasi cum omnibus membris superioribus, quia cum corde et hepate mediantibus venis et arteriis cum cerebro ratione nervorum multorum secundum quantitatem vesicæ : variatur tamen ratione aliorum, quia majoratur vel minoratur ratione coitus, quia mulier quæ fecundavit majorem matricem habet quam sterilis. Secundo ratione coitus, quia mulier uterus coitus, majorem habet matricem virgine vel continente ; ut accidit viris in membro pudendo eo quod operatio magnificat membrum secundum galen de interioribus. Tertio ratione ætatis, quia juvenis majorem habet puella. Quarto ratione complexionis et habitudinis totius, ista potest colligere. Et propter istas causas mulier, quam anatomizavi anno præterito 1315 anno Christi, januarii mense, majorem duplo habebat matricem, quam illam quam anatomizavi anno eodem, mense martii. Potuit esse etiam quinta causa quam ibi ponit Avicenna, scilicet quia prima erat menstruata, et tempore menstruationis impinguatur et ingrossatur matrix ; diversificatur etiam matrix in quantitate ratione generationis, quoniam matrix animalis, generativi major est quam matrix unius generativi et propterea major centris erat matrix porcæ, quam anatomizavi 1316, quam unquam viderim in femina humana potuit tamen alia esse causa : quia erat prægnans et in utero habebat porcellos et in ea monstravi anatomiam fœtus suæ prægnantis.

Quarto videas *substantiam* ejus quæ *nervosa* et pelliculosa ut possit dilatari ad fœtum continendum et ideo est frigidæ et siccæ complexionis, est etiam substantia ejus spissa multum, quæ subtiliatur in dilatatione necessaria. *Quinto* videre debes numerum partium ejus ipsa quem habet partes exteriores et intrinsecas. Exteriores sunt latera ejus quibus sunt alligati testiculi, vasa seminaria jam dicta, et cornua ejus et collum, cujus extremitas est vulva et circa collum nota quod ipsum est longum in quantitate palmi ut virga latum et dilatabile et ideo pelliculosum rugosum rugas habens admodum sanguifrigorum ut titillatio ei ex virgam coitu contingat. Et in extremitate ejus in parte superiori vel anteriori est foramen colli vesicæ intra vulvam per 2 vel 3 digitos. Et in extremitate vulvæ sunt duæ pelliculæ se levantes et declinantes super orificium predictum ut prohibeant ingressum aeris et rerum extranearum in collum matricis vel vesicæ, sicut pellicula præputii tuetur uretrum et ideo vocata ea aviloco præ alligato præputia matricis. Partes intrinsecas videre potes, scindendo eam per medium et tunc videbis os ejus et concavitatem ejus, os ejus est nervosum multum factum admodum oris catuli nuper nati velut proprius loquar, admodum oris tinæ antiquæ et in superficie ejus in virginibus est velamentum velamine, quod in violatis rumpitur et ideo sanguinatur.

Concavitas vero ejus habet septem cellulas, tres in parte dextra et tres in parte sinistra et unam in summitate vel medio ejus, et istæ cellulæ non sunt nisi quædam concavitates in matrice existantes. In quibus potest sperma coagulari cum menstruo et contineri et alligari orificiis venarum.

Ex his omnibus apparent juvamenta matricis, quia principaliter est facta propter conceptionem et per consequens ut totum corpus superfluo sanguine indigesto purgetur et hoc in homine, quia alia animalia menstruorum fluxum non patiuntur, quia tales superfluitates consumantur in eis in pellem, pilos, ungues, rostra, pennas et hujusmodi, homo autem caruit istis.

Ex his patet quod multis passionibus est submissa, et multa membra per compassionem eidem compatiuntur: quæ sint passiones ei propriæ accidentia causæ et curæ longinquum esset narrare et extra propria intentionem, sed quære in locis præ allegatis, approprietatis ut in 3 can. fen. 21 serapii. Razi et aliis quæ eidem passiones compassiones existunt sunt tot quot sunt membra quibus est colligata. Quæ sint illa dictum jam et vidisti. Unum tamen ex anatomia potes perpendere, quod ponit galen, de interioribus cap. 4 quod suffocatio matricis non fit, quia matrix corporaliter moveatur usque ad collum gulam, vel pulmonem quia hoc et impossibile sed hoc contingit sive accidit quia ipsa non potens expellere vapores per partes inferiores propter aliquam causam movetur et constringitur in parte inferiori ut expellat ad superiora, et si isti vapores per colligantiam jam dictam perveniant ad stomachum, per compassiones ad arteriam aorti faciunt singultum et eructationem frequenter et tunc mulieres dicunt quod habent matricem in stomacho. Si vero hi vapores perveniant ad pulmonem et impediant operationem ejus vel et per consequens cum stomacho ratione utrorumque cum membris, quæ sunt in medio ut cum diaphragmate, renibus et mirach quia mediantibus his cum prædictis colligatur et specialiter cum mamillis, ut dixi; licet etiam cum eis sit colligantia mediantibus aliis venis, quæ oriuntur a vena chili ascendente, quæ oriuntur sub furcula ut infra dicetur. Colligata etiam est cum membris inferioribus uti vesica per collum ejus colligata, est etiam anchis et juncturis ambabus sciæ per duo ligamenta grossa et fortia, alligantia matricem ad anchas, quæ juxta matricem sunt grossa et lata juxta anchas subtilia, procedentia sicut cornua a capite animalis et ideo vocata sunt cornua matricis.

Figura ejus est quadrangularis (arabes) cum quadam rotunditate habens collum longum in parte inferiori. Et hujus figuræ causa fuit exigentia loci et utilitas sine necessitas propter quam fuit creata, quæ postea dicetur, qui per talem figuram habet distinctionum septem cellularum, quæ dicentur inferius.

Tertio videas de quantitate ejus, quantitas ejus propria mediocris est diaphragmatis, scilicet anhelitum, dicunt mulieres quod habent matricem in gula quia sicut trachea arteria est ordinata ad operationem anhelitus immediate. Si vero illi vapores perveniant ad cor,

quod raro contingit, suffocationem cum syncopi patiuntur et dicunt
tunc mulieres quod matrix ad earum cor pervenit verum est quod hæc
suffocatio fit per compassionem ad diaphragma propter alligationem
quam habet matrix ad diaphragma et lumbos, non enim ipsa pervenit ad hæc membra, sed vapor quomodo autem possit et per quas vias
pervenire ad ipsa potuisti videre quæ sit curatio et cum quibus
queras ab auctoribus, quia anatomia in his principaliter dat notitiam
locorum. »

MATHIEU DE GRADIBUS

Mathieu de Gradibus est après Mundinus le premier anatomiste
de valeur que nous rencontrions dans le quatorzième siècle.

Il n'a cependant pas composé un traité d'anatomie, mais seulement un commentaire sur un médecin arabe bien connu Almanzin.
Il fait précéder chaque chapitre de son ouvrage d'une courte introduction anatomique où il décrit rapidement l'organe dont il va étudier les maladies. C'est ainsi qu'au chapitre 341 il s'occupe de la matrice sur laquelle il ne nous apprend rien de nouveau; mais au chapitre 342 il parle des testicules des femmes et dit que ce sont des
ovaires (duo ova) et qu'on les trouve couverts de petits corps glanduleux.

ACHILLINUS

Professeur à Bologne, comme Béranger de Carpi, Achillinus s'est
surtout illustré par ses découvertes en névrologie. A propos des organes génitaux il admet la membrane hymen, dont il donne cependant une mauvaise description ; le reste du chapitre qui traite de cette
partie de la femme est emprunté à Mundinus.

GABRIEL DE ZERBIS

Gabriel de Zerbis naquit à Vérone et passa dans cette ville la plus
grande partie de son existence. C'était, paraît-il, un habile praticien ;

nous ne l'envisagerons que comme anatomiste et nous ne l'apprécierons même qu'en tant que gynécologue, c'est-à-dire écrivant sur les organes génitaux de la femme. Description très diffuse, très longue, expressions incorrectes. Au fond de la matrice, dit-il, sont les deux testicules « nam inventum est habere partes laterales exteriores quibus alligantur duo testiculi ». Ils ne sont pas ronds d'après lui, mais ovales et aplatis. Il a comparé comme Mundinus le col de l'utérus au museau de goujon. Il a fort bien décrit, par exemple, les ligaments de l'uterus, sauf le ligament rond. « Colligatur primo matrix fortibus ligamentis justenos cum dorso in directo seu ad partem renum superiorem et anteriorem ; alligatur similiter ac vessia quæ jaceat alternis ; alligatur etiam ossibus amborum deinde aliis medius qui sequantur ipsam matricem intestino recto quod post ipsam est recto ». Enfin il connaît indubitablement les trompes quoiqu'il les décrive mal et en fasse des canaux éjaculateurs du sperme. Il a même signalé des grossesses tubaires où les cornes renfermaient un fœtus.

BÉRENGER DE CARPI

Jacques Bérenger, vulgairement appelé Carpi, parce qu'il était de Carpi dans le Modenois, a été comme Mundinus un de ceux qui ont faire refleurir en Italie ces deux sciences sœurs, la chirurgie et l'anatomie. Notons qu'il a été une de ses premières gloires de l'illustre faculté de médecine de Bologne. Il s'était rendu bien compte qu'à suivre les façons de disséquer de la plupart des anciens, ils n'arriverait qu'à des conjectures sur la disposition véritable du corps humain. Aussi délaissant les animaux, il ne recherocha que les cadavres humains. Il se glorifiait d'en avoir disséqué plus de cent, ce qui est un chiffre vraiment considérable pour l'époque. On lui reprocha d'avoir poussé l'amour de l'anatomie jusqu'à écorcher tout vif un Espagnol ; la chose n'est pas prouvée ; elle n'est pas même vraisemblable quand on se rappelle les blâmes qu'il adresse à Hérophile et à Érasistrate pour leurs vivisections humaines. Fils d'un chirurgien distingué, il embrassa la carrière médicale comme une sorte d'héritage paternel et professa la chirurgie et l'anatomie à l'université de Bologne avec une très grande distinction. Nous n'avons pas à nous occuper de ses œuvres chirurgicales, nous nous bornerons à en signaler le grand mérite. Mais nous allons analyser tout au long les chapitres que Bérenger de Carpi consacre aux organes génitaux de la femme; ceux-ci se retrouvent dans un commentaire sur l'anatomie de Mundinus, l'auteur classique par excellence de toute cette période. Voici son titre exact : Carpi Commentaria cum amplissimis additionibus super anatomiam Mundini una cum textu ejusdem in pristinum nitorem redacto. L'ouvrage est dédié au révérendissime Jules de Médicis, cardinal, légat du pape à Bologne. Il existe à la bibliothèque de la faculté de médecine de Paris, sous le numéro 5545. Le texte est assez difficile à lire parce qu'il est comme les livres de l'époque écrit en caractères gothiques très massifs et avec de nombreuses abrévations. Le chapitre dont nous allons parler a pour titre : de anatomia vasarum spermaticorum et de eorum differentia et convenientia et de anatomia matricis : on le trouvera à la page 181 (en chiffres romains non arabes). Il débute par le texte de Mundinus; le commentaire de Bérenger de Carpi commence à la page 1884. Il se divise en deux parties, la première qui a trait aux vaisseaux spermatiques, la deuxième où l'on trouve la description anatomique de l'utérus.

Nous renverserons l'ordre suivi par l'auteur et nous nous occuperons d'abord de la partie du commentaire de Carpi sur les particularités anatomiques que présente la matrice.

Nous devons la traduction de ce chapitre à notre ami de Tornery. « Nous venons de voir l'anatomie des vaisseaux spermatiques telle qu'elle est exposée dans Mundinus, et à ce sujet nous avons discuté les opinions d'Hippocrate, Aristote, Galien, Averrhoès, Mundinus. Nous devons maintenant nous occuper de l'anatomie de la matrice. Nous dirons d'abord son nom, puis en second lieu sa situation, afin de conserver l'ordre d'exposition de Mundinus. En troisième

lieu nous nous préoccuperons de ses connexions, en quatrième lieu
de sa figure, en cinquième lieu de son volume, en sixième lieu de
sa structure, en septième lieu des parties qui la composent, en huitième lieu de ses ligaments, en neuvième lieu des passions hystéri-
ques.

Disons que cette partie du corps qui est comme malade naturellement possède une multitude de noms. Aristote dans son histoire
naturelle l'appelle membre utérin ou vulve : Averrhoès et beaucoup
d'autres la désignent sous le nom de génitoires, d'utérus aussi, et
même parfois de vulve. Ils appellent la partie supérieure corps et
l'inférieure col et orifice de la matrice. Celse en effet l'appelle canal
et col de la matrice ; l'usage veut qu'on donne le nom de vulve au
col de l'utérus. Cependant Hali Abbas réserve cette dénomination
à la fente qui se trouve entre les deux os pubis. Rufus lui avait donné
le nom de division (séparation) : Galien donne à cette fente le nom
de pudendum dans son livre sur la dissection de la matrice. Il
nomme le reste qui s'étend de l'orifice de la matrice au fond de l'organe, utérus.

Columelle dans ses annotations l'appelle animal féminin et matrice propre à former l'embryon. Dans le livre X sur le coq, il dit que
les poules ont des matrices longues et fortes, renflées, etc., plus loin
commentant un passage de Varon il dit : on appelle matrice les parties aptes à la procréation : les auteurs englobent le tout dans la
partie. Avicennes et Hali-Abbas appellent aussi celles-ci matrice : c'est
le nom que lui donne Galien dans une foule d'endroits ; il dit
que cela correspond au mot utérus. Celse l'appelle vulve et génitoires : Nicolas et Egidius l'ont surnommée moneta (coin, ventre,
utérus et alvus) qui signifie panse et en bas latin, matrice. Dans
l'introduction aux médecins, Galien englobe toutes les parties génitales dans le terme pudendum et le sinus κέρα (corruption du mot υστρια),
et aussi prætigomata ; la partie saillante reçoit le nom de canule, je
crois qu'il s'agit ici du prépuce de la matrice, qu'on avait l'habitude
de raccourcir en Egypte quand sa longueur était trop considérable.

En dedans est le col du pudendum qui est compris dans le sphincter grâce auquel nous retenons nos matières. La matrice a deux orifices : le premier, le plus externe est l'ouverture du col, on y trouve des peaux qu'a signalées Hali-Abbas. Quelques-uns les appellent badera et le vulgaire bardella (c'est notre membrane hymen) d'autres hystræ de ὑστερον qui désigne la matrice. On a donné aussi le nom de châtaigne à ce qui représente le prépuce des hommes. L'orifice interne a été comparé par Mundinus à la gueule d'un chat nouveauné ou au museau de tanche, c'est l'orifice interne de la matrice : c'est lui qui se ferme pendant la conception et s'ouvre au moment de l'expulsion du fœtus et de l'écoulement des menstrues. C'est lui aussi qui se dilate et pompe le sperme comme une ventouse au moment du coït.

On a appelé la concavité de la matrice, dans laquelle est contenu le fœtus, réceptacle, cellule, chambre et sinus. Gabriel de Zerbis dit qu'on a donné le nom de matrice à l'utérus parce qu'il forme le fœtus avec le sperme et le sang menstruel comme le coin une médaille. On lui a donné, reprend-il, le nom de vulve, parce qu'il enferme le fœtus comme le ferait une porte (valva) on pourrait aussi dériver ce mot de vouloir (vult) parce que l'utérus est sans cesse avide de sperme et de coït. Nicolas affirme qu'on l'appelle mère parce qu'elle nourrit le fœtus comme une mère allaiterait son enfant.

II. — La question des noms de la matrice ayant été traitée, occupons-nous de la situation de l'organe qui a été très bien exposée par Mundinus. Consultez aussi Galien sur les raisons qui ont imposé cette situation de la matrice. Que le lecteur remarque aussi combien la figure de la matrice est bien adaptée à celle de la verge de l'homme. Comme le dit Galien et Avicennes, ce sont les mêmes parties mais devenues externes chez l'homme et internes chez la femme, l'utérus représente le scrotum ; le col, la verge, les testicules sont les mêmes, plus extérieurs, plus gros et plus ronds chez l'homme, plus profonds, situés de chaque côté de la vulve, plats chez la femme. Comme les hommes les femmes ont leurs vaisseaux spermatiques qui se distribuent aux testicules et à l'utérus ; même entortillement et sinuosités de ces vaisseaux servant au même but, à la sécrétion du sperme. Ils sont seulement plus longs chez l'homme et plus courts chez la femme. »

III — Bérenger de Carpi se livre, à propos des raisons ontologiques qui ont amené les différences que l'on aperçoit dans les organes génitaux de la femme et de l'homme, à une longue discussion aussi grotesque qu'inutile. Il fait remarquer que les organes génitaux de la femme devaient être beaucoup plus imparfaits que ceux de l'homme parce qu'ils manquent naturellement de chaleur. Les testicules féminins notamment sont plus petits et plus imparfaits parce que leur sperme doit être moins abondant, plus froid et plus humide que celui de l'homme, aussi le sperme est-il incapable de procréer à lui seul l'embryon. Leur sexe étant parfait, les mâles le gardent toute leur vie, il n'en est pas de même des femmes qui en gagnant en perfection peuvent changer de sexe. Bérenger de Carpi rapporte à ce sujet la ridicule histoire d'une femme qui, sous le consulat de Licinius Crassus et Cassius, se transforma en homme ; ce sont, dit-il, ces raisons qui ont changé la situation des organes chez l'homme et la femme, qui ont modifié en même temps leur figure.

IV. — Le chapitre suivant est beaucoup plus intéressant, aussi le donnons-nous en entier. « La question de volume a été fort bien traitée par Mundinus, mais que le lecteur fasse attention qu'il est impossible de la résoudre par une seule dissection. Ainsi dans l'état fœtal et l'enfance, la matrice est extrêmement petite, plus petite assurément que la vessie chez les jeunes filles. Au moment de l'adolescence la matrice augmente un peu de volume, elle dépasse comme grosseur une vessie à l'état de vacuité, mais non quand celle-ci est remplie d'urine ; car alors la vessie est bien plus grosse, à moins que la matrice renferme le sang des menstrues ou toute autre liqueur qui la dilate ; la matrice augmente notablement de volume pendant l'état gravide et à la suite de grossesses répétées. Elle diminue au contraire pendant l'âge sénile. En effet, comme le dit Galien, la matrice devenue paresseuse n'a que faire d'avoir un grand volume. Certains auteurs ont soutenu que le calibre et la longueur du col de l'utérus (notre vagin) était exactement proportionnel à celui de la verge de l'homme en état d'érection. Galien se contente de dire que la hauteur du pudendum (vulve) au fond de l'organe est d'environ onze travers de doigts et que d'autre part la matrice atteint transversalement les deux aines par ses cornes. Hali évalue sa hauteur a douze travers de doigts. Avicennes croit que la longueur du col varie de six à onze travers de doigts, et qu'il est proportionné à la longueur de la verge en érection. D'autres soutiennent que cette longueur est d'une palme, comme Vitruve, d'autres que celle-ci mesure deux palmes dont une pour le col. J'ai fait un grand nombre de mensurations pendant et en dehors de la grossesse et même dans ce dernier état les chiffres n'étaient point concordants. Le chiffre n'est donc point invariable. En effet une grande femme aura une grande matrice et ce sera le contraire pour une petite femme. Le volume ainsi n'est point fixe que ce soit pour une raison ou pour une autre. Retenez seulement que la grandeur de la matrice est proportionnelle à celle du corps et cela tombe sous le sens commun. D'autre part le col et le corps de la matrice sont élastiques et extensibles de telle sorte que l'utérus peut être grand ou petit suivant certaines circonstances, telles que les règles, les substances molles ou liquides que peut renfermer son intérieur, suivant qu'il y a grossesse simple ou multiple, suivant qu'il y a un aposthème (abcès) de la matrice. J'ai traité dernièrement à ce propos avec maître Leonello Severino une femme qui était atteinte d'un aposthème de la matrice, qui contenait plus de cinq livres de liquide. Que ce fût de l'eau ou autre chose, au bout d'un jour, elle mourut, elle était enceinte, j'ouvris le ventre, croyant trouver pour le moins dans la matrice deux fœtus que j'espérais avoir le temps de baptiser, mais au lieu de cela je vis un fœtus femelle en dehors de la matrice au milieu de la masse intestinale. J'examinai la matrice dans laquelle était situé le fœtus, elle était aussi mince que l'épiploon et rompue dans un endroit par où avait passé le fœtus car il faut remarquer qu'on était vers la période où devait s'effectuer l'accouchement.

VI. — Mundinus a peu insisté sur la structure et les connexions de la matrice : Galien dans son livre de la dissection de la matrice dit qu'elle est veineuse de telle sorte qu'elle peut s'étendre et se rétracter aisément ; le même Galien distingue deux tuniques : l'une interne, l'autre externe ; la tunique interne serait très rugueuse vers le fond, la tunique externe est plus nerveuse et beaucoup plus épaisse, elle est parcourue par de nombreuses veines et artères. Il dit que le col de la matrice est musculaire, formé d'une substance dure et comme cartilagineuse, qui s'accentue comme dureté à mesure qu'on avance en âge. Hérophile a assimilé sa consistance à celle de la trachée. Il y a dans la matrice d'autre part toutes sortes de fibres pour attirer, pomper et expulser. Avicennes soutient que la substance de l'utérus est nerveuse car elle ressemble aux nerfs par la couleur ; elle peut s'étendre à volonté pendant la grossesse. Jacques (Jacobus) soutient qu'elle ne peut être de nature nerveuse ou qu'elle l'est très peu car sans cela les douleurs seraient fort vives au moment de la conception. Galien soutient qu'elle reçoit des nerfs et qu'elle est très sensible, beaucoup plus même que la peau, c'est pourquoi elle se réjouit beaucoup pendant le coït grâce aux nerfs qu'elle reçoit. Certains auteurs soutiennent que le fond de l'utérus reçoit moins de nerfs que les autres parties de la matrice, notamment que le col parce que c'est la partie qui souffre le moins pendant l'accouchement. Beaucoup pensent que le col de l'utérus serait la partie la plus riche en nerfs et la plus sensible, parce que c'est cette partie de la matrice qui se réjouirait pendant le coït. Au moment du coït l'esprit contenu dans la liqueur séminale vient rencontrer le col très sensible, pénètre dans les porosités de ce dernier pour se répandre dans toute sa substance et celle du corps de la matrice et y détermine du chatouillement et de la volupté. C'est ce plaisir qui porte au coït, qui entretient l'espèce ; sans lui celle-ci s'éteindrait bientôt ; quant à moi, lecteur, je crois que la matrice renferme beaucoup de nerfs et est très sensible, parce que j'ai eu à traiter des ulcères de la matrice où la douleur était très violente et telle que j'avais pitié de ces malheureuses ; et comme le dit un certain Gilbert, anglais de nation, la femme souffre beaucoup de maux parce que beaucoup de nerfs se rendent à la matrice. Il n'est pas vrai néanmoins de dire comme Avicennes et d'autres auteurs que la substance de l'utérus est nerveuse, car il y a encore un élément charnu qui est diffus, comme cela a lieu dans les intestins.

Cette chair est entremêlée d'une foule de ligaments et de nerfs, elle n'est pas blanche comme celle de la vessie, mais elle ressemble à celle de l'estomac. En dehors de la conception, elle paraît plus charnue et plus grossière, et plus nerveuse au contraire pendant l'état gravide ; en effet, quand les menstrues imbibent ses pores, elle a une apparence plus charnue. Cela saute aux yeux si on dissèque des sujets pendant et en dehors de la grossesse. Je crois que sa substance est froide, plus froide et plus humide que celle de l'estomac : la matrice me paraît beaucoup plus charnue que ne l'est ce viscère ; qu'on le prépare par corrodation on par dilacération, la substance du col est plus froide que celle du corps de la matrice, et en effet le col est plus charnu et plus dur que le reste de l'organe. Il s'y trouve beaucoup de muscles et de nerfs pour ouvrir et fermer la cavité du col pendant le coït. Il faut en effet que le col s'entr'ouvre pendant le passage de la verge et emprisonne le sperme, sans cela la conception serait impossible ; le col est rugueux pour augmenter les frottements de la verge et par cela même le plaisir de l'homme et celui de la femme. A l'entrée, le col se rétrécit beaucoup en un point appelé hymen : le coït dilate les rides qui le forment et le pannicule de la vierge. Il s'y trouve une foule de veines qui, rompues, amènent une hémorrhagie assez abondante comme on le sait. Il y a des femmes trompeuses qui cherchent à imiter ces rides par des injections astringentes. » La description des rapports de l'utérus est bien faite, mais copiée dans Galien et dans Mundinus ; on y voit toujours le même luxe d'érudition ! la description des ligaments est à peu près celle de Gabriel de Zerbis. Nous recom-

9

mandons aussi le chapitre où Bérenger de Carpi s'occupe du fœtus : il résume très bien les idées de l'époque et on y trouve un historique très intéressant.

Mais Bérenger de Carpi est surtout remarquable dans le passage où il montre nettement que la cavité de l'utérus n'est point composée de deux sinus, comme le croyaient les anciens, qu'elle ne renferme point sept cellules, comme le croyaient encore Mundinus et Nicolas, ou dix comme le soutenaient Bonaciolus et Enneas. Il dit carrément : « est purum mendacium dicere quod matrix habeat septem cellulas et septuaginta rugositates », et plus loin : « nota tamen, lector, quod non est verum quod matrix canis habeat plures sinus, sed habet tantum duos si non est prægnans ; et si prægnans videtur habere tot sinus quot habet fœtus ». Il rappelle que Hali Abbas n'admettait que trois grandes cavités se fusionnant en bas en une seule. Bérenger de Carpi n'admet même pas cela et voici toute la concession qu'il fait : « et sic ad latera fundi matricis concavitas est magis elevata ab utroque latere quam in medio ». On trouvera encore dans Carpi une observation très intéressante d'extirpation de la matrice.

LÉONARD DE VINCI

Sur les conseils de notre excellent maître, M. le professeur Laboulbène, nous avons cru devoir intercaler à la fin de ce travail une planche fort curieuse de Léonard de Vinci sur l'acte de la génération. Ce grand homme, un des génies les plus universels qui aient jamais existé, a été à la fois un grand peintre, un grand sculpteur, un grand architecte, un ingénieur éminent, et un des esprits les plus curieux, les plus avides de recherches et de découvertes nouvelles qu'il soit possible d'imaginer. Il s'est occupé à plusieurs reprises de l'anatomie et de la physiologie, ces deux belles sciences dont les secrets pleins d'attraits l'attiraient. Léonard de Vinci fort bien en cour auprès de Ludovic le Maure, le célèbre duc de Milan, était en relation avec une foule de savants. Pavie du reste n'était pas loin, et Pavie possédait alors les meilleurs anatomistes de l'Europe. Comme tous les gens qui ne sont pas de la profession, il a été un écho très fidèle des anciennes doctrines. C'est ainsi qu'on voit sur son dessin la moelle et le cerveau envoyer aux testicules des canaux chargés de sperme. D'autres canaux partent des poumons, vont rejoindre la verge, et y porter ce souffle qui, suivant Galien, produisait l'érection. Chez la femme, dont la paroi abdominale antérieure est enlevée, on voit un utérus assez bizarre d'où prennent naissance des conduits qui vont se terminer aux mamelles. Ainsi se trouvait réalisée, par le dessin, la théorie hippocratique suivant laquelle les menstrues se transformaient en lait après la naissance et permettaient l'allaitement de l'enfant. (Voir la note, p. 173.)

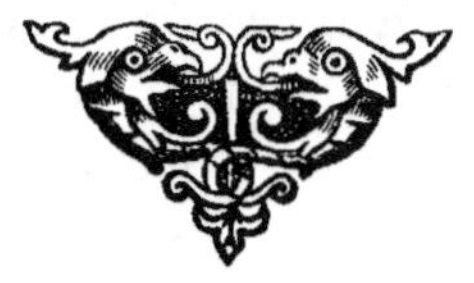

CONCLUSIONS

Nous croyons devoir résumer en quelques mots les découvertes que nous avons notées dans le cours de cet ouvrage.

Les peuples anciens (Egyptiens, Chaldéens, Hébreux, Indous, Chinois) n'ont eu que des conceptions erronées, basées en partie sur des idées mythologiques; et les connaissances exactes qu'ils possédaient ne semblent pas dépasser celles des matrones expertes en accouchements. Néanmoins leurs théories sont importantes à connaître, à cause de la répercussion qu'elles ont eu en Grèce ; comme par exemple les idées superstitieuses des Chaldéens sur le pouvoir magique du nombre sept.

Les Pythagoriciens, les Ioniens ont émis des conceptions admises en grande partie par l'auteur hippocratique. Quelques-uns d'entre eux, notamment Démocrite et Empédocle ont cultivé sérieusement l'anatomie ; le dernier avec une grande profondeur de vue a même professé la similitude entre l'œuf et la graine.

L'auteur hippocratique a une tendance à tout expliquer, comme les Ioniens du reste, à l'aide d'une physique grossière. Mais à côté d'idées fausses, on en trouve d'exactes, que lui avaient inspirées des notions déjà étendues en gynécologie. Ses remarques sur la menstruation sont particulièrement remarquables à ce point de vue.

Les successeurs directs d'Hippocrate ont perfectionné les connaissances anatomiques, surtout Dioclès de Caryste, qui a bien étudié l'utérus des animaux et donné aux prolongements de la matrice le nom de cornes. Aristote a fait progresser la science en faisant de l'anatomie comparée.

Les Alexandrins, Erasistrate et Hérophile ont probablement disséqué des femmes ; en tout cas, on peut dire que c'est d'eux que date
la période véritablement scientifique de la question. Malheureusement leurs découvertes sont difficiles à retrouver à cause de la perte
de leurs ouvrages.

Galien, mais surtout Soranus ont bien décrit l'anatomie des
organes génitaux. Soranus semble avoir disséqué des femmes ; sa
description anatomique est remarquable. Galien s'en est trop tenu
à ses études sur les animaux, néanmoins il a eu le mérite de comprendre le rôle du col de la matrice, dont il fait un sphincter ; il a
accepté en grande partie les idées hippocratiques en les modifiant
légèrement.

Les médecins romains n'ont été que des copistes ou des compilateurs.

Il en est de même des Arabes.

Au contraire, les anatomistes Italiens du moyen âge, qui ont pu
disséquer des femmes, grâce à l'édit de Frédéric II, ont fait progresser l'anatomie microscopique.

Mundinus a montré la forme de la matrice chez la femme. Gabriel
de Zerbis en a décrit fort exactement les ligaments, sauf le ligament
rond ; enfin Béranger de Carpi a affirmé que la cavité utérine est
unique et non double, comme le croyaient à tort les anciens. —
Quant aux théories sur la fécondation et l'embryogénie, elles ont peu
varié depuis leur origine : la grossesse de sept et de neuf mois ; le rôle
des menstrues regardées en premier lieu comme la semence femelle
que fait fermenter le principe mâle, puis considérées comme l'aliment
du fœtus d'abord, de l'enfant ensuite quand elles se portent vers les
mamelles, la semence femelle identique comme nature, mais plus
froide que celle de l'homme, qu'elle est chargée de nourrir ; l'as-
similation trop complète de l'embryologie humaine à celle des ruminants, tels en sont les principaux caractères ; il ne faut pas oublier
toutefois que l'antiquité grecque a été, ici comme en d'autres points,
moins uniforme qu'on l'a supposé longtemps.

Nous voulions terminer là notre travail, laissant ainsi inutilisées
bien des notes que nous avions prises sur des écrivains postérieurs
Notre maître, M. le professeur Laboulbène, a pensé qu'un résumé
rapide des principaux auteurs et des principales découvertes ne
serait point inutile. Nous avons accédé avec plaisir à sa demande,
nous rendant compte cependant des lacunes forcées auxquelles nous
nous exposions.

APERÇU RAPIDE

VÉSALE

Vésale a renouvelé complètement l'anatomie. Depuis son immortel ouvrage *De fabrica humani corporis*, elle prit un aspect tout autre. Il fut moins heureux dans la description des organes génitaux de la femme qu'il ne l'avait été en ostéologie, en myologie, en névrologie et même en bien des parties de la splanchnologie. Cela tient peut-être à ce qu'il a disséqué peu de femmes. En tous cas il n'a dépassé ni Achillini, ni Bérenger de Carpi, ni Gabriel de Zerbis. Il a établi formellement, il est vrai, l'unité de la matrice ; mais comme pris de remords de renverser ainsi la théorie galénique il admit sur la ligne médiane une partie saillante, qui rétablit jusqu'à un certain point, au moins à l'intérieur, la dichotomie utérine. Cet utérus, il le compare encore à une vessie bien qu'il ait plutôt la forme d'une poire. Il n'a point vu que la matrice présentait sur ses angles latéraux et supérieurs des prolongements, quoique son attention eût pu être attirée sur ce point par les travaux de Dioclès de Caryste, d'Érasitrate et même de Soranus, mentionnés par Galien. Entraîné probablement trop loin par son ardeur contre la tradition galénique, il consacre de longues pages fort bien faites du reste à démontrer que Galien n'avait étudié l'utérus que chez les animaux et il ne voit pas que la matrice possède des prolongements d'aspects un peu spéciaux, il est vrai, chez la femme, mais de même nature en somme que ceux observés chez les chèvres, brebis, chiennes, chattes, etc. Par contre il signale, mais assez mal, les ligaments ronds en ne mentionnant pas les ligaments utero-sacrés déjà décrits cependant par Gabriel de Zerbis. Rien de nouveau non plus dans sa description de l'ovaire, sauf le ligament qui le rattache à l'utérus. La façon dont il parle du vagin est assez explicite, mais il oublie la membrane hymen, dont il ne parlera que dans sa réfutation des objections de Fallope. (Voir *De humani corporis fabrica libri septem.* Basileæ, 1543, avec de belles gravures sur bois qu'on dit être du Titien, mais à tort, elles sont l'œuvre d'un de ses élèves nommé Calcare.)

COLOMBO

Colombo, à qui l'anatomie est si redevable pour bien de ses parties, n'a pas montré ici la même originalité. Il appelle comme Fallope le clitoris, cantigo ; il en donne une bonne description ; il signale notamment les cas d'hypertrophie de cet organe, qu'il a vu une fois de la longueur du petit doigt ; pas plus que les auteurs qui l'ont précédé, il ne parle des corps caverneux : cette découverte était réservée à Graaf. Il soutint que la membrane hymen ne se retrouvait pas constamment chez toutes les femmes ; cependant il signale l'existence des caroncules sans insister sur leur origine. Le vagin n'est pas mieux décrit que dans Vésale ; il compare comme cet auteur la forme de la matrice à celle d'une vessie ; il parle des changements de volume de cet organe suivant l'âge, l'état de virginité, la nulli ou au contraire la multiparité, mais sans rien apprendre de nouveau sur ce point. Il en est de même pour les vaisseaux et les ligaments de l'utérus. Rien de spécial non plus pour l'ovaire, il n'y fait remarquer ni les corps jaunes découverts par Vésale, ni les hydatides signalés par Fallope et dont Graaf devait montrer plus tard toute l'importance. Ces organes, dit-il, sont nourris par une artère venue de l'aorte et qui se termine principalement dans l'utérus. (Voir *De Re anatomica libri XV.* Parisiis, 1572.)

FALLOPIO

Fallope est une des plus grandes gloires de cette célèbre école de Padoue, qui eut l'honneur de compter parmi ses membres tant d'anatomistes illustres. Nous ne nous occuperons, parmi ses nombreuses découvertes, que de celles qui ont trait aux organes génitaux de la femme.

Fallope, à une érudition très étendue joignait un travail opiniâtre ; il avait beaucoup disséqué ; aussi ce qu'il dit est toujours appuyé non sur des raisonnements ou sur des affirmations d'autres auteurs, mais sur ce qu'il a pu constater, le scapel à la main. Aussi compléta-t-il, de la manière la plus heureuse, ce qu'avaient déjà ébauché les grands anatomistes italiens du moyen âge : Mundinus, Gabriel de Zerbis, Bérenger de Carpi. Il fit faire à l'anatomie des organes génitaux de la femme de bien plus grands progrès que Vésale et Columbus. Après avoir donné une bonne description du clitoris, qu'il appelle cantigo comme Columbus, et de la vulve, il mit hors de discussion l'existence de la membrane hymen, signalée déjà par Mundinus, et Bérenger de Carpi, mais que Vésale avait à peu près passée sous silence ; il affirme aussi qu'elle est constante, fait sur lequel Columbus n'avait pas voulu se prononcer. Il étudia convenablement le vagin et l'utérus d'après Vésale sans ajouter notablement à ce qu'avait déjà dit son maître ; mais il revint utilement sur les ligaments ronds et sur les vaisseaux de l'utérus. Sa découverte la plus importante dans la partie de la splanchnologie qui nous occupe est certainement celle des conduits connus, à partir de cette époque, sous le nom de trompes de Fallope. Dioclès de Caryste, Erasistrate, Rufus, Soranus en avaient déjà probablement parlé avant lui, mais d'une manière si confuse, à l'exception de Soranus toutefois, qu'on se demande s'ils avaient véritablement observé chez la femme.

Fallope au contraire en donna en quelques mots une idée fort nette ; il décrivit leur pavillon formé de franges et comme déchiqueté, leur canal venant déboucher dans la cavité de l'utérus, le petit calibre de ce canal, la situation exacte qu'il occupe dans l'abdomen à l'intérieur du ligament large. Enfin à propos des ovaires, dont il montre exactement la situation, la forme et les relations avec l'utérus (ligament de l'ovaire), il a signalé l'existence à leur surface de petites vésicules, dont malheureusement il n'a pas saisi la haute signification physiologique. Terminons en rappelant que Fallope a étudié le premier les os du fœtus. (Voir *Observationes anatomicæ et opera gemina omnia.*)

ARANTIUS (Aranzi)

L'illustre école de Bologne contribua presque autant que l'école de Padoue au perfectionnement de l'anatomie des organes génitaux de la femme. Si Padoue s'honore de Fallope, Bologne peut justement être fière d'Aranzi, dont les découvertes firent faire un pas décisif aux connaissances encore assez vagues que l'on possédait sur ce point. Vésale eut l'honneur d'avoir pour élèves ces deux grands hommes. Jules César Aranzi, né à Bologne en 1530, étudia en effet l'anatomie sous la direction de son oncle Barthélemi Maggius, et aussi de Vésale qu'il était allé entendre à Padoue. Il passa cependant son doctorat dans sa ville natale et ne tarda pas à être nommé dans l'université bolonaise, professeur d'anatomie et de chirurgie. Jamais choix ne fut mieux justifié, car outre ses autres découvertes en anatomie, nous trouvons d'admirables recherches contenues dans le traité qu'il publia en 1571 sur le fœtus humain (*De humano fœtu liber*, Venetiis, 1571) ; le format en est petit mais le contenu fort important.

Avant d'aborder la description du fœtus, Aranzi a eu la bonne idée de s'occuper des organes génitaux de la femme et des modifications que leur fait subir la grossesse.

Nous ne nous arrêterons pas sur les gros détails d'anatomie : ceux-ci avaient déjà été suffisamment étudiés par Bérenger de Carpi, par Vésale, Columbus, Fallope ; mais par contre ces anatomistes s'étaient peu occupés des vaisseaux de l'utérus. Arantius les décrit parfaitement bien : il étudie leurs origines qu'il montre être multiples, leurs trajets tortueux, leurs branches, leurs anastomoses entre elles, et celles du côté opposé. La structure de la matrice est beaucoup mieux décrite que chez les anatomistes précédents. La matrice blanche et membraneuse hors l'état de grossesse acquiert, dit-il, pendant la gestation un caractère tout différent ; elle devient spongieuse car on peut dire que sa consistance et sa constitution anatomiques sont celles d'une éponge ; cette structure est très propre à ralentir la marche du sang qui s'épanche dans ses cellules pour servir de nourriture au fœtus. Cette épaisseur, continue-t-il, est beaucoup plus marquée vers le fond (segment supérieur) que vers le col (segment inférieur.)

Arantius nia avec Vésale l'existence des cotylédons, montrant qu'ils n'existent que chez les animaux. Ses principales découvertes ont eu pour objet l'anatomie de l'embryon ; il a établi l'indépendance des vaisseaux fœtaux, comme on pourra s'en rendre compte en parcourant les textes qui s'y rapportent par rapport aux vaisseaux maternels, contrairement à ce qu'avait soutenu Galien, et à ce qu'on avait cru jusqu'alors sur la foi de ce grand homme.

Le placenta n'était plus pour lui qu'une espèce de chair caverneuse, où le sang de la mère venait se distiller en quelque sorte, et subir une transformation qui le rendait propre à alimenter le fœtus ; les vaisseaux ombilicaux naissant de ce placenta allaient porter le sang ainsi élaboré à l'organisme fœtal. Comme on le voit, nous nous approchons sensiblement de la conception moderne. Arantius a suivi avec beaucoup de soin le trajet de ces vaisseaux ombilicaux ; on lui doit la découverte de l'anastomose veineuse qui fait communiquer la veine ombilicale avec la veine cave, et à laquelle on a donné le nom de canal veineux d'Aranzi, pour perpétuer ainsi le nom de ce grand anatomiste.

Arantius a bien décrit aussi le canal artériel, mais il avait été précédé dans cette voie par Vésale, Columbus, Fallope. Par exemple il n'a vu ni la valvule d'Eustachi, ni le trou de Botal. Il a assez bien décrit les membranes, mais il rejette trop formellement l'allantoïde, sans s'apercevoir que si, contrairement à ce qui se passe chez certains ruminants, l'allantoïde n'a qu'une existence transitoire, elle n'en existe pas moins à une certaine période. L'ouraque, dit-il, est toujours un canal plein, bien que dès son époque on eût cité des cas de fistules urinaires à l'ombilic, montrant bien que même après la naissance, la cavité de ce canal peut encore subsister.

Il admit aussi sans preuves que la muqueuse utérine acquiert plus d'épaisseur pendant la grossesse, tandis que, comme devait le démontrer plus tard Mauriceau, c'est justement le contraire qui a lieu.

Malgré ces légères erreurs, on ne saurait nier les grands résultats obtenus par les recherches sagaces et patientes d'Aranzi. Grâce à lui, pour ne parler que des découvertes se rapportant à notre sujet, un point capital est maintenant bien acquis: l'indépendance des circulations maternelles et fœtales. (Voir *De humano fœtu opusculum.*)

VAROLI

Varoli est surtout célèbre par ses découvertes sur le système nerveux, mais cependant la description qu'il donne des organes génitaux de la femme et du fœtus humain a de quoi nous intéresser. Il a assez bien étudié les nymphes. Il a quelquefois trouvé le clitoris des femmes beaucoup plus long et beaucoup plus volumineux que d'habitude, mais toujours sans ouverture, ce qui lui fait nier l'existence de l'hermaphrodisme « Scito ergo esse impossibile utrumque sexum revera in uno individuo reperiri (voir p. 98). Il affirme que le fœtus de vingt jours n'a pas encore de membres bien nets. Sa forme ressemble à celle du haricot, etc.; plus loin poussé par on ne sait quelle aberration il reprend les idées d'anciens auteurs et de plusieurs de ses contemporains sur les formes anormales que peut revêtir parfois l'embryon. C'est ainsi qu'il dit avoir vu des fœtus qui ressemblaient à une lentille, à une fève, une abeille, un escargot, une grenouille, etc.

Ainsi qu'Arantius il regarde l'ouraque comme un ligament plein, destiné à soutenir le sommet de la vessie. (Voir *Anatomia sive de resolutione corporis humani.*)

PICOLHOMINI

Le chapitre que consacre Picolhomini aux organes génitaux de la femme et à l'embryologie dans son anatomie, divisée en onze livres et en un grand nombre de chapitres auxquels il donne le nom de leçons, est intéressant parce qu'il porte l'empreinte de la qualité principale de ce grand anatomiste, la précision. Le clitoris, l'hymen, les nymphes sont parfaitement décrits. Il a parfaitement montré la forme, la direction et les insertions des ligaments de l'utérus, il a eu tort cependant de prendre pour un ligament le tissu cellulaire lâche qui rattache le col de l'utérus à la vessie. Mais l'erreur capitale qu'on peut lui reprocher c'est d'avoir rejeté l'existence des trompes de Fallope chez la femme. Il soutient qu'on ne les rencontre que chez les animaux, chez ceux-ci elles contribuent à dilater l'utérus, mais elles ne contiennent dans leur intérieur aucune liqueur particulière (p. 195). (Voir *Anatomicæ præbetiones explicantes mirificam corporis humani fabricam,* etc.)

BAUHIN

Bauhin, ce grand anatomiste qui a fait faire des progrès si notables à sa science de prédilection, a consigné dans son théâtre anatomique des remarques du plus haut intérêt sur le sujet qui nous occupe et cela non seulement au point de vue normal, mais encore au point de vue anatomo-pathologique, ainsi il semble avoir reconnu l'existence des Kystes de l'ovaire quand il affirme que ces organes peuvent devenir si gros, qu'on les sent par la palpation à travers les parois abdominales. L'eau s'y ramasse et j'ai vu, dit-il, un ovaire droit qui contenait neuf livres d'eau, il l'avait rencontré chez une femme « morte à la suite d'une enflure de la partie droite du ventre. » Bauhin a encore rencontré dans les ovaires des poils, des pierres, des matières mucilagineuses. Il s'étonne qu'on ait pu contester l'existence de l'hymen qu'il croit percé d'un trou à son centre ; par ce trou s'écoulent les règles au moment de la période menstruelle. Il compare le clitoris à la verge de l'homme, lui attribue un prépuce, des freins, etc., mais remarque qu'il n'est point percé. Nous n'insisterons pas sur le vagin, l'utérus les vaisseaux utéro-ovariens. Tout cela est bien exposé mais nous avons retrouvé ces notions dans les auteurs italiens et même dans Vésale. (Voir *Theatrum anatomicum*, etc.)

PLATER

Il a publié sur le sujet qui nous occupe deux petits opuscules, l'un intitulé ainsi : *Questiones physiologicæ de partum in utero conformatione.* Basil, 1640 ; et l'autre *De mulierum partibus generationi dicatis icones una cum explicationibus ipsarum delineationem accurate ostendentes, tabulæ structuram usumque methodice describentes, quibus quoque quo pacto ossa mulieris.*

Le premier de ces mémoires ne contient guère que des redites, Plater s'y livre beaucoup plus à des conceptions théoriques qu'à l'examen patient des faits. Cependant il a emprunté à Columbus d'assez bonnes choses sur la circulation fœtale.

Le deuxième mémoire est beaucoup plus intéressant ; après avoir indiqué la disposition générale, les connexions, la forme des organes génitaux chez la femme, il aborde la structure sur laquelle il insiste beaucoup, mais avec peu d'ordre, car les détails qu'il donne sont dispersés dans plusieurs tables. Il rapporte un grand nombre d'observations cliniques intéressantes.

FABRICE D'AQUAPENDENTE

Se servant habilement des travaux de ses devanciers et de ses propres recherches sur plusieurs espèces d'animaux, Fabrice d'Aquapendente a composé sur le fœtus un traité des plus remarquables.

Analysons rapidement cet ouvrage. Il a montré que la différence qui existait entre le placenta humain et celui des animaux était qu'il formait une seule masse orbiculaire ; les cotylédons existent mais point dans l'espèce humaine. Fabrice d'Aquapendente a eu le tort de vouloir réfuter Arantius sur l'absence d'anastomose entre les vaisseaux du fœtus et ceux de la mère. Il soutient comme Arantius que la vésicule allantoïde manque chez la femme, ne voyant pas que cependant il fallait en admettre l'existence transitoire. Cependant Dulaurens et un grand nombre d'autres avaient fait connaître des faits qui montraient que l'ouraque, loin d'être un ligament plein, peut au contraire conduire l'urine en dehors de l'ombilic. Aussi notre auteur soutient-il que l'ouraque est composé d'un grand nombre de filets creux, par lesquels l'urine filtre en coulant de la vessie dans le chorion. L'amnios contient l'urine chez les animaux qui manquent d'allantoïde. Il donne une description exacte des vaisseaux ombilicaux, du trou ovale, du canal artériel. Trente-neuf planches font voir par le dessin le mode de formation des hommes et des animaux. On y voit l'arbre de vie du col de la matrice, que certains croient de découverte assez récente. (Consulter *Opera anatomica quæ continent de formato fœtu, de formatione ovi et pulli*, etc. Patavii, 1604 et 1625. Francofurti, 1624, in-folio.)

POSTHIUS

Posthius était un élève de Rondelet. Il a publié un mémoire intitulé *Observationes anatomicæ in Realdi Columbi anatomia, extat cum ejusdem de re anatomica* libri 15. Francofurtiæ, 1598, qui est une sorte d'extrait du cours d'anatomie de Rondelet (Posthius a du reste l'honnêteté de citer fort souvent le nom de son maître), contenant certains détails qui nous intéressent. Il avait observé que les fœtus n'avaient point d'épiderme, car chez eux la peau à la suite d'une brûlure s'élève en une ampoule unique et non en plusieurs comme chez l'enfant et l'adulte. Il avait remarqué que les jeunes fœtus avaient souvent l'anus fermé ; quand ils conservent cette disposition, ils succombent forcément après la naissance. Il avait imaginé de leur faire un anus artificiel en séparant les chairs au niveau de l'anus avec un fer rouge. (*Observationes anatomicæ in Realdi Columbi Anatom, extat cum ejusdem de re anatom.*)

CASSERIUS

Cassérius nous occupera ici parce qu'on a retrouvé à sa mort dans son cabinet neuf planches gravées sur le fœtus (*Tabulæ de formato fœtu.* Amsterdam, 1645). Elles paraissent assez exactes ; les premières représentent les différentes attitudes de l'enfant dans la matrice ; elles semblent avoir été dessinées et gravées par Joseph Murer ou par Vallésius ! Cependant on peut leur reprocher de ne contenir ni le thymus, ni le trou ovale ; ni le canal artériel, qui commençaient à être assez bien connus cependant à l'époque de Casserius.

ANATOMISTES FRANÇAIS POSTÉRIEURS A VÉSALE

Nous n'avons pas parlé dans notre étude proprement dite des Anatomistes français antérieurs à Vésale et cela pour une bonne raison, qu'explique suffisamment un vieux proverbe « où il n'y a rien le diable perd ses droits ». Remarquables à tant d'autres titres, les *Gauthier d'Andernach*, les *Sylvius*, les *Fernel* n'ont point brillé dans la description des organes génitaux de la femme ; non seulement ils n'ont pas fait de découvertes, mais encore ils ont paru ignorer celles des anatomistes italiens antérieurs à Vésale : Mundinus, Mathieu de Gradibus, Gabriel de Zerbis, Bérenger de Carpi, etc., qui semblent n'avoir pas franchi les Alpes. En France du moins on s'en tient étroitement aux traditions galéniques et on croirait faire un crime en s'en écartant tant soit peu. Pendant les premiers temps qui suivirent la mort de Vésale, la situation est toujours peu brillante et *Charles Etienne* continue à signaler la dichotomie de l'utérus, l'existence de cornes, il passe sous silence la plupart des ligaments de la matrice. *Dulaurens* d'autre part, dans son énorme compilation, ne s'est guère montré original : ce qu'il décrit assez bien, il l'emprunte d'ordinaire à Vésale et aux grands anatomistes italiens ses successeurs, sans les citer du reste et sans faire toujours un choix heureux parmi les livres qu'il compile. Dans le 7ᵉ livre, il s'occupe des organes génitaux de la femme. Trompé peut-être par le canal de Rosenmüller, il admet la dichotomie en dedans des trompes de Fallope. Elles se divisent, dit-il, en deux rameaux : le plus gros qui est le plus court aboutit aux cornes de la matrice ; l'autre plus étroit, mais plus long, se termine au col de l'utérus. Par le premier, les femmes, en dehors de la grossesse, font l'éjaculation habituelle de leur semence qui ne suit le deuxième canal, que quand la femme est gravide, « ainsi, dit-il, se trouve évitée la rétention de la semence qui serait très fâcheuse, car cette semence ainsi retenue ne manquerait pas de pourrir et de causer par là de fâcheux accidents. C'est en admettant l'existence de ce canal, reprend-t-il, que l'on explique pourquoi les femmes grosses ressentent plus de plaisir que les autres au moment de l'acte vénérien. Plus en effet une partie est délicate et étendue, plus elle présente de surface, et plus elle est sensible à l'action des corps qui la frottent et l'irritent. Or ce dernier conduit est plus étendu, c'est-à-dire plus long, il est en même temps d'une délicatesse et d'un sentiment plus exquis que le premier, donc le conduit dont il est question doit recevoir plus d'impression du corps qui le frotte que l'autre ; et comme le corps qui frotte ici est la semence et que la semence est pleine d'esprits très actifs, il doit s'ensuivre une plus grande sensation. » Son étude de la matrice est moins bonne que celle d'Arantius : il s'en est trop tenu à Vésale, cependant il fait remarquer que les parois utérines chez les femmes enceintes sont énormes, remplies de sang et comme caverneuses ; il indique fort exactement les variations de volume et d'épaisseur que peut subir cet organe.

Dans le 8e livre, il décrit le fœtus d'après Hippocrate, en y ajoutant quelques réflexions personnelles : « la semence, dit-il, une fois lancée au fond de la matrice, l'esprit dont elle pétille se développe de plus en plus, il agit et dilate toutes les parties rameuses où il est renfermé ; ensuite comme un vaillant et savant architecte, il entreprend la construction du corps de l'enfant. Il commence par se mettre à couvert en se couvrant de deux membranes le chorion et l'amnios, après quoi il trace et crayonne légèrement d'un seul trait toutes les parties de l'embryon. » Dulaurens explique les monstruosités fœtales par plusieurs causes différentes ; par exemple par le vice de la semence, par la chaleur trop grande ou trop petite des organes qui lancent la semence ou la reçoivent, par la mauvaise conformation de la matrice. Si la semence n'est pas assez abondante, il y aura arrêt de développement, si elle est trop abondante, un développement qui au contraire sera exubérant ; si elle est infectée par d'autres semences que l'humaine, il surviendra des monstres complexes, tenant de l'homme et des animaux. L'imagination des mères aurait aussi son importance. Ainsi une femme qui regardait toujours un tableau représentant un saint Jean-Baptiste recouvert de peaux de bêtes, accoucha d'une fille toute couverte de poils de chameau. Dulaurens n'est pas heureux avec la membrane hymen qu'il déclare un être de raison. Notons cependant qu'il a eu le mérite de faire ressortir l'utilité et la possibilité de l'opération Césarienne, fort combattue encore malgré l'apparition relativement ancienne du livre de Rousset.

Ambroise Paré et *Guillemeau* se sont aussi occupés des organes génitaux dans leur anatomie.

L'œuvre du premier n'offre point l'originalité de sa chirurgie ; c'est une honnête compilation ; il a su au moins éviter les erreurs de Dulaurens, il a puisé aux bonnes sources, dans les anatomistes italiens qui ont succédé à Vésale, Fallope, Columbus, etc.

Quant à Guillemeau, ce qu'il a dit ayant trait à notre sujet se trouve résumé à grands traits sur une des tables de son anatomie, qui se compose d'une série de tableaux synoptiques ; la matière à exposer est établie avec beaucoup d'ordre et présentée d'une façon commode pour l'étudiant, c'est le seul mérite du livre de Guillemeau.

PINEAU

Le célèbre chirurgien Pineau, dont le savoir et l'éloquence firent la gloire de Saint Côme après la mort d'Ambroise Paré, a laissé un livre très important sur les signes de la virginité de la femme (*Opusculum anatomicum et physiologicum in duos libellos distinctum in quibus primum de integritatis et corruptionis virginum notis, deinde de graviditate et partu naturali mulierum in quo ossa pubis distrahi demonstrantur*. Paris, 1592.)

Nous allons l'analyser parce qu'il contient, pour la première fois on peut le dire chez un auteur français, quelque chose de semblable à ce que nous avons vu chez Fallope et Arantius, c'est-à-dire des découvertes importantes.

Après une description détaillée du clitoris, des grandes et des petites lèvres, de la fourchette, Pineau s'appesantit tout particulièrement sur cette membrane hymen, indiquée, mais vaguement, par les Arabes, mieux démontrée par les anatomistes du Moyen Age) Mundinus, Gabriel de Zerbis, Bérenger de Carpi, à peu près passée sous silence par Vésale, niée en tant que constante par Columbus, admise au contraire par Arantius et Fallope, sans grands détails il est vrai, tandis que Levasseur et Dulaurens la regardaient comme une pure invention, un conte de bonnes femmes.

Pineau soutint que la membrane hymen est formée de quatre parties, unies d'abord entre elles par un tissu intermédiaire, et qui se séparent pendant les efforts du premier coït pour former les caroncules myrtiformes. Cependant, ajoute-t-il, la résistance souvent invincible qu'offre l'hymen empêche de regarder son existence comme un signe absolu de virginité ; de même que les vergetures, produites quelquefois par une ascite, n'indiquent pas fatalement une grossesse antérieure. On a vu, dit-il, l'hymen intact chez des femmes manifestement enceintes ; cette membrane peut offrir surtout au moment des règles une résistance peu considérable, se laisser dilater sans se rompre et donner lieu chez une jeune mariée par exemple à de très graves soupçons. Il rapporte à ce sujet dans son livre une historiette très amusante.

La description du vagin est très bonne, il en donne l'étendue, la direction, la forme, parle des nombreux plis qu'on y trouve et insiste sur l'élasticité de ce canal et de son calibre variable suivant l'âge, la nulli ou la multiparité. Tout un chapitre du deuxième livre est consacré au col de l'utérus ; Pineau s'inspire des travaux de ses devanciers et décrit avec soin toutes les variétés que peut présenter cette partie de la matrice ; il étudie ce dernier organe avec soin d'après Vésale, et il a le mérite que n'a pas cet auteur, d'en nier la ligne médiane saillante.

Bonne description des membranes du fœtus, mais inférieure cependant à celle qu'en a faite Arantius, surtout à propos du placenta, dont il ne voit pas bien le fonctionnement. Pineau s'en tient aux idées de Galien, au lieu de démontrer comme Arantius, dont le travail du reste n'était pas encore bien connu, l'indépendance des circulations fœtales et maternelles. Mais en somme il lui revient d'avoir démontré nettement que l'articulation de la symphyse pubienne se ramollit pendant la grossesse, qu'elle permet un écartement notable des surfaces articulaires. Cet écartement avait été nié par quelques auteurs. Pineau le mit hors de conteste, en l'exagérant toutefois un peu plus que de raison.

RIOLAN

Le chapitre que consacre Riolan aux organes génitaux de la femme est plein d'érudition et d'élégance, mais un peu diffus. On peut regretter qu'il ait abusé des allusions licencieuses. Il a rapporté les vers les plus lascifs des poètes latins et épuisé sur la matière toutes les plaisanteries d'usage. Contrairement à Galien et à beaucoup d'anatomistes du Moyen Age et même de la Renaissance, il ne croit pas que le corps de l'homme et celui de la femme soient bâtis exactement sur le même modèle. Les chairs de l'homme sont dures, fermes, solides, tendues ; celles de la femme molles, peu compactes, lâches et comme fluides ; la femme est notablement plus grasse que l'homme, ici il rapporte une histoire de Macrobe, d'après laquelle à Rome on joignait un cadavre de femme à dix cadavres d'hommes pour faciliter l'incinération. Il croit que la femme est plus disposée à concevoir que l'homme ; par contre, chez l'homme on ne voit rien d'analogue à la ménopause. Riolan passe ensuite aux différences morales. Nous ne le suivrons pas sur ce terrain élevé, mais qui nous importe peu, retournons donc au côté physique de la question. Notre auteur a des remarques assez justes sur la différence des traits, du menton, du cou, des épaules, de la poitrine qui est plus élevée et plus large que celle de l'homme. Il insiste avec raison sur la saillie considérable des hanches, « quoi qu'en dise Galien, dit-il, les parties de la génération de la femme n'ont nulle analogie avec celles de l'homme. Le bassin notamment diffère beaucoup dans les deux sexes : les os qui le composent sont plus écartés, plus mous, plus flexibles chez la femme ». Riolan admet non seulement l'existence de l'hymen, comme l'a fait Pineau, mais il regarde comme cet auteur les caruncules myrtiformes comme les débris de cette membrane. Il a parlé dutubercule charnu qui est situé en avant de l'urèthre. A propos du clitoris, il signale les anomalies de cet organe. Le vagin est fort bien décrit ainsi que l'utérus, et Riolan a eu le mérite de bien indiquer l'artère utérine et ses ramifications : elle aborde, dit-il, près du col et remonte ensuite près du fond en suivant les bords latéraux de la matrice. Enfin il n'a pas manqué de signaler les différences de volume suivant l'âge, les grossesses, etc. Tout cela, du reste, était bien connu à son époque, mais il a su voir que chez les multipares les parois utérines étaient plus épaisses que chez les nullipares. Le chapitre où il parle du fœtus est bien fait, mais ne renferme rien de saillant. Il adopte beaucoup des idées d'Arantius, il rejette cependant l'idée que l'ouraque est un ligament plein, et que l'allantoïde n'existe pas chez l'homme. (*Voir Opera anatomica.*)

PLAZZONI

Plazzoni a publié sur la génération un ouvrage assez important dont voici le titre « *De partibus generationi inservientibus libri duo, quibus omnium et singulorum organorum utriusque sexus ad generationem concurrentium, structuram actiones et usus, perspicua brevitate explicantur et multa circa eadem problemata enodantur* ». Son traité est divisé en deux parties : dans la première, il s'occupe des parties génitales de l'homme, dans la seconde il décrit celles de la femme. On y trouvera des renseignements historiques fort bien faits et intéressants, qui peuvent faciliter au lecteur la compréhension de cette période. Il admet la membrane hymen, mais ne veut pas que cela soit un signe de virginité. Il admet qu'elle est toujours percée d'un trou qui s'agrandit par le coït quand la membrane n'est point rompue et donne passage aux règles pendant la période menstruelle. Il soutient à ce propos que les menstrues viennent surtout du vagin et en effet, dit-il, on aperçoit chez les femmes qui ont leurs règles un nombre prodigieux de points noirâtres qui révèlent la présence des veines d'où s'échappe le sang cataménial. Il signale à la partie inférieure du vagin deux espèces de lacunes, d'où s'échappe pendant le rapprochement sexuel un liquide muqueux. Il semble donc qu'il a entrevu l'existence des glandes de Bartholin (v. p. 105).

Il a trouvé chez les femmes mortes pendant la période menstruelle un grand nombre de vaisseaux, qui s'ouvraient béants dans la cavité utérine et d'où le sang s'échappe, dit-il, pour former une partie du liquide menstruel ; nous avons signalé déjà quelque chose de semblable pour le vagin. Comme Varoli, Plazzoni ne croit pas que les cornes de l'utérus soient des canaux, car ils ne seraient pas percés à leur extrémité externe. Ce seraient donc purement et simplement des culs-de-sac. Il les regarde comme étant bien plus ligamenteuses que tuberculeuses. Il admet la bifurcation en dedans des cornes, le canal inférieur venant s'ouvrir au niveau du col de la matrice. Il a emprunté cette prétendue découverte à Dulaurens, et il assure qu'il l'a fait constater plusieurs fois de visu par ses élèves.

BARTHOLIN (Père)

Bartholin s'est rendu recommandable par ses recherches sur les nerfs, les capsules surrénales, etc. ; il n'a fait que des redites à propos des organes génitaux de la femme ; il admet comme Arantius que l'ouraque est un ligament plein.

LICETI

Le seul travail de Liceti qui nous importe, c'est son traité des menstrues. Nous nous hâtons de dire qu'il est empreint de la crédulité la plus naïve et de la bêtise la plus crasse. Il a ramassé toutes les fables que les anciens avaient rapportées à ce sujet, tout ce que ses contemporains avaient écrit ; et il y a ajouté beaucoup de son fond personnel. Ses descriptions sont dans le goût suivant : il parle de fœtus et même d'hommes à tête de sanglier, ou bien c'est le sanglier qui a la tête d'un homme. Il raconte avec sérieux qu'on a vu des vaches accoucher d'un homme, la réciproque aussi est vraie et une femme a mis au monde un taureau. Il y a des enfants qui ressemblent à des pyramides, d'autres à des cylindres. Cependant il signale avec assez d'exactitude des monstruosités qui, au moins sont vraies : telles que les enfants à deux têtes, à quatre bras, à quatre jambes, etc., et termine « ego quidem credo posse Deum optimum et omnia monstrorum genera mirabiliter procreare et iis creatis uti admonendos homines de futuris ac imminentibus arumnis ». Ajoutons cependant que Liceti a eu le mérite d'admettre, ce dont on doutait fort de son temps, que les fœtus de huit mois pouvaient survivre.

SPIEGEL

Spiegel, dont le nom a été conservé par le lobule du foie qui porte son nom, a publié un travail *De formato fœtu liber singularis œneis figuris exornatus*, Bataviæ, 1626, dans lequel il entre dans des détails assez étendus. Notons qu'il rétablit l'existence de cette malheureuse vésicule allantoïde admise par les uns, rejetée presque avec horreur par les autres et qui en définitive donnait raison et tort à la fois à tout le monde parce qu'elle n'a qu'une existence transitoire. Il regarde naturellement après cela l'ouraque comme un canal et non comme un ligament plein, ainsi que l'avait dit Arantius. Il dit que les reins du fœtus ressemblent à une noix de pin. Il pousse le respect de l'antiquité jusqu'à rétablir l'existence des cotylédons dans la matrice, bien que Vésale eût réfuté cette erreur et bien d'autres avant lui (Bérenger de Carpi). A la fin de son ouvrage se trouvent quelques préceptes sur les accouchements.

HARVEY

L'immortel génie qui découvrit la circulation sanguine et fit faire ainsi à la physiologie des progrès semblables à ceux qu'avait accompli Galien, le véritable père de cette belle science, a encore étudié d'une façon fort remarquable les mystères de la génération. Combinant habilement les découvertes d'Arantius, de Vésale, de Fallope et surtout de Fabrice d'Aquapendente, son principal modèle, avec ses recherches personnelles, qu'il avait entreprises sur la biche, sur la chienne et sur d'autres animaux encore, il nous a laissé un fort bon traité qui résume, non seulement l'état de la science à son époque, mais encore contient des choses toutes nouvelles. Ajoutons que nous avons lu cet ouvrage dans la magnifique édition des *Œuvres complètes de Harvey*, par le collège royal des médecins de Londres en 1766 ; voici son titre exact : « *Exercitationes de generatione animalium quibus accedunt quædam de partu, de membranis ac humoribus uteri et de conceptione.* » Harvey dit dans sa préface, avec une juste fierté, qu'il a suivi l'exemple de ces anciens philosophes qui « indefessis laboribus varia rerum experimenta inquirentes, haud dubiam lucem studiis nostris prætulerint ».

Il commence par étudier l'œuf de poulet ; en effet, dit-il, « Hieronymus Fabricius ab Aquapendente (quem mihi, ut dixi, præmonstratorem constitui) initio libri sui de formatione ovi et pulli hæc habet : *Intentio nostra est de omni formatione fœtus agere ; initio ab ea, quæ ab ovo procedit, desumpto. Hæc enim omnem aliam tractationem præcedere debet : tum quia ex hac Aristotelis opinionis intelligentia non difficulter dicitur et habetur ; tum quia tractatio formationis fœtus ex ovo amplissima est, et altera longe latior et difficilior.* Nos autem ab ovi historia exordiendum duximus, tum ob prædictas causas ; tum etiam, quia inde certiora dogmata mutuamur, quæ (utpote notiora nobis) quorumlibet animalium generationis contemplationi lucem afferant ». Il fait remarquer que tous les animaux naissent d'un œuf : « Nos autem asserimus omnia omnino animalia, etiam vivipara atque hominem adeo ipsum ex ovo progigni ; primosque eorum conceptus, e quibus fœtus fiunt, ova quædam esse, ut et semina plantarum omnium. Ideoque non inepte ab Empedocle dicitur *oviparum genus arboreum* ». Harvey avait beaucoup mieux vu que Fabrice d'Aquapendente, qui disait « Animalium fœtus, alius ex ovo, alius ex semine, alius ex putri gignitur ».

Il entre ensuite dans des détails extrêmement intéressants et fort exacts sur les organes génitaux de la poule, sur la forme de l'ovaire chez les oiseaux, les poissons, les grenouilles, les crustacés, les serpents, etc. Il examine chapitre par chapitre l'ouvrage de Fabrice d'Aquapendente qui lui sert de modèle; il l'approuve souvent, mais s'il le croit en faute, il ne se gêne pas pour le blâmer avec l'indépendance d'esprit qui convient à un savant tel que lui. Il établit solidement, contre les assertions de quelques auteurs récents, que l'union de deux procréateurs est absolument indispensable pour la procréation d'un fœtus (voir p. 310). Il fortifie sur ce point les idées anciennes notamment celles de Galien; mais plus loin il s'élève contre Aristote « quod medici contra Aristotelicos, negant sanguinem esse primam conceptus materiam, id quidem ex ovi generatione loculenter constat. Neque enim vel in coitu, vel ante aut post ipsum quidquam sanguinis in gallinæ utero continetur; neque ovi primordia sanguinea, sed alba sunt. Multaque animalia concipiunt, quibus ne gutta quidem sanguinis in genitalibus (si subito dissecueris) apparet ».

Nous sommes malheureusement obligé de laisser là cette analyse si intéressante pour nous occuper de la génération telle qu'elle a lieu chez les vivipares.

Dans la dissertation 63 (page 481) il commence à étudier celle-ci. Il reconnaît que les difficultés sont ici beaucoup plus grandes que chez les ovipares. « In viparorum autem generatione cognoscenda, eadem facilitas non occurrit ab humani etenim uteri dissectione fere omnino excludimur ; in equis vero, bobus, capris cæterisque pecoribus, aliquid ad hanc rem experiri citra ingentem laborem et impendium haud exiguum, non licet. In canibus tamen, cuniculis, felibus et hujusmodi aliis, qui veritatis indagandæ studio tenentur, poterunt eorum, quæ a nobis dicentur, periculum facere ». Il revient encore sur l'idée que tout animal sort d'un œuf « quod autem ad procreationem fœtus spectat omnia animalia eodem modo ab oviformi primordio generantur, oviformi unquam, non quod illud figuram ovi referat, sed quod constitutionem et naturam ejus possideat ». Il aborde ensuite la génération chez la biche et commence par donner quelques détails anatomiques sur la disposition de ses organes génitaux. Il parle ensuite du rut et de la manière dont s'opère le rapprochement sexuel. Il ajoute « mas, postquam fæmellas suas implevit defervescit, simulque timidum factus ac macilentior gregem deserit; vagatur solus; avideque pascitur, ut attritas vires resarciat, nec fæminam aliquam postea toto anno aggreditur ». Mais si le mâle est épuisé, il a fait son œuvre, il a fécondé les femelles, voici alors ce qui survient au niveau des organes génitaux de la biche au temps du coït. « Mense itaque septembri, cum primum fæminæ ineuntur, earum uterus, cornua intelligo sive conceptionis locum paulo carnosior et crassior, mollior etiam et tenerior conspicitur. In cavitate utriusque cornu (parte illa, quæ tanquam tœnia caperata est, nempe quæ spinæ objicitur) caronculæ quinque ceu verucæ molles, aut papillæ ordine dispositæ protuberant ». Plus loin il ajoute « Tempore coitus itaque vasa uterina (præsertim arterias) plura et conspectiora observavi ». Tels sont les détails que l'on retrouve pendant le mois de septembre. Au mois d'octobre les choses changent. « Circa octobris finem et principium novembris, finito jam tandem coitu fæmellis a mariun consortio discedentibus, cœpit uterus, aliis prius, aliis posterius, minorem molem præ se ferre atque interioris cavitatis partes, seu inflatus tumefieri; adeo ut latera sese mutico tangentia et quasi agglutinata conspicerentur, nihilque inter se spatii relinquerent ».

En même temps ces parois utérines sont devenues très molles « credas equidem ventriculorum cerebri mollitiem adesse ». L'uterus se contracte et remue, dit-il, assez souvent pendant les vivisections, comme le font les intestins. Puis les parois se décongestionnent un peu, parfois même elles se recouvrent d'une matièrc blanchâtre analogue à du pus. Puis apparaît l'œuf qu'il fait former de cette espèce de glu, car il ne connaît pas encore l'ovule. « Circa tempus prædictum, per medium utriusque cornu et etiam uteri cavitatem mucosa quædam filamenta tanquam arenarum telæ, ab ultimo sive superiore cornuum, angulo ducuntur; quæ simul juncta membranosam ac mucilaginosam tunicam, sive manticam vacuam referunt, etc ». Il a étudié aussi chez le chien les phénomènes de la fécondation et fournit, chemin faisant, bien des détails intéressants; mais nous avons hâte d'arriver à la génération chez l'homme, Harvey a très bien montré la forme de l'utérus. C'est lui qui l'a comparé à une poire. Il a indiqué sa structure, ses variations de volume, les particularités qui le distinguent de celui des autres animaux. Chez les femmes qui ont eu des enfants il devient plus globuleux, semblable à une ventouse ou à un œuf doré. Il se gonfle quand les mamelles se tuméfient. Il a bien montré la disposition des trompes de Fallope. Le placenta est décrit surtout d'après Fabrice d'Aquapendente ainsi que les membranes de l'œuf. Voici ce qu'il dit sur le fœtus : la tête commence à se former et elle est d'abord beaucoup plus grosse que le reste du corps, mais ensuite les proportions changent, la poitrine croissant plus rapidement que la tête, il y a une pareille disproportion dans le tronc et les extrémités. Dans le fœtus humain (depuis ce temps où il n'est pas plus gros que l'ongle du petit doigt jusqu'à ce qu'il ait la grosseur d'une grenouille ou d'une souris) les bras sont si courts qu'ils ne peuvent se toucher, quoiqu'on les allonge sur la poitrine, et les jambes sont encore si courtes qu'elles ne peuvent aller au nombril). Il remarque que les parties du corps se développent en des temps inégaux; la peau est la dernière des parties molles qui soit organisée, principalement la face; et les arrêts de développement fréquents en cet endroit produisent le bec de lièvre; il croit l'ouraque plein et non canaliculé. Enfin il nie que l'eau de l'amnios soit de la sueur ou de l'urine, comme le croyait Fabrice d'Aquapendente.

Il y a vraisemblablement, ajoute-t-il, quelque organe sécrétoire qui sépare le liquide amniotique de la masse du sang et qui la verse dans le sac que forment ses membranes. Cet organe sécrétoire doit être placé ou dans le placenta, ou dans ses membranes. Comme on le voit, la discussion sur les eaux de l'amnios ne date pas d'aujourd'hui. Harvey a émis une hypothèse qui n'est pas très heureuse sur la manière dont se nourrit le fœtus. Dans le temps de la grossesse, dit-il, les vaisseaux de l'utérus se dilatent, engorgés qu'ils sont par le sang qui s'y porte en quantité ; or les artères étant dans ce viscère beaucoup plus nombreuses que les veines, ce qui est l'inverse de ce qu'on observe dans les autres parties du corps, il reste dans la matrice un surcroît de sang qui sert à nourrir le fœtus. Il n'a pas pu non plus échapper complètement aux idées hippocratiques lorsqu'il assigne aux deux sexes une place séparée dans l'utérus. Les fœtus femelles, dit-il, sont plutôt du côté gauche et le fœtus mâle du côté droit. Enfin il admet la superfétation traitée de chimérique par quelques auteurs contemporains. Harvey a enfin soutenu comme Hippocrate que le fœtus, contrairement à ce que dit Galien, a un rôle actif dans l'accouchement ; aussi l'accouchement des fœtus morts est très laborieux ; ce qui prouve aussi cette conjecture, c'est que des enfants sont sortis d'eux-mêmes du ventre de leur mère, morte depuis peu.

DRELINCOURT

Drelincourt a dans son ouvrage donné une description succincte des organes génitaux de la femme (voir *De conceptus conceptus*, etc), mais principalement des ovaires et des trompes : il a vu que, pendant l'acte vénérien, les trompes s'appliquent contre l'ovaire pour pomper la liqueur prolifique qui s'en échappe. Il a bien décrit les franges du pavillon de la trompe ; comme elles sont musculeuses, il les croit capables de divers mouvements. Elles happent les œufs contenus dans les testicules des femmes et de là ceux-ci pénètrent dans l'utérus. Un seul œuf fécondé produit un seul enfant, il y a deux jumeaux quand deux œufs sont fécondés en même temps. Il croit que la liqueur prolifique est sujette à fermenter, etc., puis il décrit la formation de l'embryon. Il est revenu sur les ovaires dans son traité : *De fœminarum ovis historia.* Il a comparé les œufs des femmes à ceux des poules, il a retiré les œufs humains en faisant macérer les ovaires dans l'eau.

MALPIGHI

Il a étudié les mystères de la génération dans plusieurs opuscules; il s'étend fort sur le mouvement du cœur qui commence par l'oreillette droite et se transmet ensuite au cœur droit. Il essaye de décrire les fibres des os du fœtus qui sont mous et spongieux. Il étudie ensuite avec exactitude les différentes parties du corps de l'embryon. Il a parlé des vaisseaux muqueux de l'utérus, enfin dans ses œuvres posthumes on trouve mentionnés des œufs humains à diverses périodes de développement. Il soutient la théorie de Graaf et va jusqu'à dire qu'il a observé un jour un œuf humain dans une trompe.

STENON

La lecture des deux opuscules de Stenon (*De ovo et pullo*) et (*Observationes anatomicæ spectantes ova viviparorum*) sont fort intéressants. Dans le premier il étudie les cercles, les membranes, les cordons, la disposition du jaune et du blanc, le temps de développement. Dans le second, il décrit des œufs dans les testicules des femmes, mais ils prennent leur dernier accroissement dans les trompes et la matrice. Il a trouvé chez une femme de cinquante ans l'ovaire plein de vésicules, chez deux autres femmes il trouva en outre des calculs dans cet organe. Ses recherches ont surtout porté sur l'œuf de la vache.

GASSENDI

Gassendi dans ses recherches sur l'embryon a essayé de reconstituer les doctrines épicuriennes sur la génération. Comme les philosophes de cette secte il regardait la liqueur séminale non comme homogène et seulement propre à développer le germe, mais comme une liqueur véritablement organisée, capable de former la miniature de l'animal futur sitôt que les parties volatiles de cette liqueur se seront réunies dans le centre de l'œuf; la liqueur prolifique était pour lui un extrait de l'âme sensible, c'est-à-dire de toutes les parties du corps.

BESTERUS (Michel Rupert)

Ce célèbre médecin de Nuremberg a fait paraître sur les organes génitaux de la femme: *Admirandæ fabricæ humanæ mulieris partuum generationi potissimum inservientium, et fœtus, fidelis quinque tabulis, ad magnitudinem naturalem et genuinam.* Norimber, 1640. Les figures sont empruntées à Fabrice d'Aquapendente ; quant au texte assez diffus c'est une compilation de ce même auteur.

WHARTON

Les ovaires, dit Wharton (voir adenographia), ne sont pas de véritables testicules, parce qu'ils ne possèdent pas de canal excréteur. Wharton croit

que le placenta est une sorte de glande, mais de nature particulière, qui
sécréterait les eaux de l'amnios; comme on le voit, il adopte les vues d'Harvey. Il croit, à l'exemple d'Arantius, qu'il n'y a pas anastomose des vaisseaux
fœtaux avec les vaisseaux maternels.

CHARLETON

Ce qu'on trouve le plus remarquable dans l'ouvrage de Charleton, c'est
la description de la circulation fœtale. Il a bien montré les fonctions du
trou ovale et du canal artériel, mais son esprit géomètre l'a entraîné à
rechercher combien chez le fœtus il passait de sang d'une oreillette dans
un ventricule. On trouve plus loin une erreur monstrueuse. Charleton
soutient que le fœtus respire dans le sein de sa mère, et il en donne
pour preuve qu'on entend les poulets piauler avant de sortir de leurs coques.

VESTINGIUS

On trouve, dans le traité de Vestingius (*Syntagma anatomicum*), quelques passages qui intéressent notre sujet. En parlant de l'ouraque, il dit
que c'est un corps membraneux, arrondi, poreux, à travers lequel l'urine
peut filtrer. Il cherche ainsi à se tenir à égale distance des deux opinions
adverses sur cet organe. Vestingius a fait remarquer, après Harvey et
Fabrice d'Aquapendente, qu'il y a des parties de l'embryon qui se développent plus que les autres. Ainsi les reins et les ovaires sont proportion-
nellement plus gros chez le fœtus que chez l'adulte; il en est de même du
foie (et Vestingius a cette fois-ci trouvé juste). Il croit aussi que les yeux ont
alors un volume démesuré (à cause du retard dans le développement des
paupières; cela est encore vrai).

Il y a aussi un autre ouvrage dont Haller dit le plus grand bien, mais
dont nous ne dirons rien : les notes que nous avons étant insuffisantes sur
ce point; il y a paraît-il plusieurs choses intéressantes sur la génération, le
développement de l'œuf, l'anatomie de la vipère, etc.

BARTHOLIN (Thomas)

Ce grand anatomiste a disséminé ses découvertes dans un assez grand
nombre d'ouvrages anatomiques que nous analyserons rapidement à cause
de la brièveté des notes qu'on nous a fournies.

Dans son *Recueil d'observations anatomiques* il signale plusieurs faits curieux, par exemple celui de la persistance du trou de Botal chez une fille
morte peu après sa naissance et chez un homme âgé de 28 ans. Il a montré

que les règles quand elles ne coulent pas au niveau de l'utérus, peuvent se porter dans différentes parties du corps. Il a publié une *Oratio de monstris in naturâ et medicinâ* (Basileæ, 1662). Il en a disséqué plusieurs dont il donne l'autopsie. Nous ne parlons pas ici de ses fameuses recherches sur les vaisssaux lymphatiques. Bartholin n'admet pas la superfétation (voir *Anatomia* ex Gaspari). Il s'étend beaucoup sur la membrane hymen.

SYLVIUS (DE LE BOE)

Ce qu'il a écrit sur les matières qui nous intéressent est peu important ; disons cependant qu'il admet, lui aussi, que l'ouraque est un ligament, qu'il nie l'existence de l'allantoïde, qu'il décrit bien le trou de Botal et donne une description exacte des vaisseaux ombilicaux du fœtus.

ROLFINKIUS

La volumineuse anatomie de cet auteur ne contient aucun détail nouveau, Rolfinkius s'est contenté de consulter les auteurs qui avaient écrit avant lui.

DIEMERBROCK

Diemerbrock dans son anatomie : « corporis humani plurimis novis inventis, « a admis que l'ouraque était un canal, que les cotylédons existaient véritablement dans l'utérus de la femme. Il a parlé assez exactement des ovaires, mais d'après Malpighi. Il a donné une bonne description du thymus.

VAN HORNE

Dans son anatomie, Van Horne croit aussi aux œufs dans l'ovaire. Il soutient que la membrane hymen existe. Ici surtout nous regrettons la brièveté des notes que nous avons ; mais au fond Van Horne est surtout important par ses deux grands élèves : Svammerdam et de Graaf.

GRAAF

On peut dire que les recherches de Graaf couronnent pour ainsi dire la période ancienne qui s'arrête à la fin du xviiie siècle et qui est close par la découverte fameuse de l'ovule par de Baer. Les progrès que Graaf a fait faire à l'anatomie des organes génitaux de la femme : C'est qu'il a décrit le premier les deux corps caverneux du clitoris et ses variations de volume suivant l'âge du sujet ; très petit en effet au moment de la naissance et pendant l'enfance, il ne se développerait guère qu'à la puberté. Il a rapporté quelques cas de grosseur monstrueuse de cet organe, ayant pu faire croire à l'hermaphrodisme. Il a décrit longuement les nymphes qu'avaient à peu près passées sous silence un grand nombre d'anatomistes.

Il a montré leur rapport avec le clitoris dont elles semblent, dit-il, de simples prolongements. Il se déclare en faveur de l'existence de l'hymen qu'il prend pour un simple rétrécissement du vagin, comme l'avait fait Soranus et il dit « Hanc vaginæ orificii coarctationem in omnibus junioribus virginibus hactenus a nobis dissectis satis clare conspeximus, magis ac minus, prout magis ac minus nubiles existerint. » Il nie l'existence d'une membrane et par conséquent celle des caroncules myrtiformes « quatuor carunculas myrtiformes adeo decantatas cum hactenus frustra quæsiverimus, arbitramur plerosque anatomicos orificii vaginæ corrugationes, seu membranosas inæqualitates nullo certo numero comprehendendas, nobis pro veris carunculis obtrusisse quæ in parturientibus, et post partum ita obliterantur, ut earum vestigium, vel minimum remanet. Les glandes qu'il signale entre l'urètre et le vagin, dont il fait remonter la découverte à Hérophile, pourraient bien être les glandes de Bartholin. Sa description du vagin est excellente.

Graaf a fort bien étudié la matrice et il en donne tout d'abord les différents noms, puis après avoir décrit les ligaments ronds et les ligaments larges, il insiste sur les ligaments utéro-sacrés, qui bien qu'ils eussent été découverts par Gabriel de Zerbi et entrevus par Galien n'avaient pas attiré assez l'attention des anatomistes ! Il montre les changements de volume, la disposition de la cavité utérine. Il a signalé l'existence d'une membrane intérieure, la même qui tapisse le vagin, elle fait des plis, dit-il, au niveau du col. Il fait voir que la forme triangulaire de la cavité utérine fait place plus tard à une disposition globuleuse. Quant aux vaisceaux de l'utérus il a trouvé moyen, de dépasser Arantius lui-même. Jamais avant lui on n'avait fait mieux. Voici comment il décrit l'artère utérine : « Arteriæ illæ ad uteri latera anfractuosæ collocatæ, varios hinc inde ramulos emittunt quorum aliqui anteriorem alii posteriorem et internam partem circumvoluto atque serpentino ductu perambulant ; quorum aliqui alterius lateris arteriis per anastomosas copulantur ». Il n'a pas vu les vaisseaux plus dilatés que d'habitude à la période menstruelle. Il signale l'existence de vaisseaux lymphatiques et parlant du flux menstruel, il dit que celui-ci s'écoule de la surface utérine et non du vagin.

Il aborde ensuite la description des ovaires. Il montre qu'ils n'ont pas de canal excréteur comme les testicules, car ce qu'on prend pour un canal n'est qu'un ligament solide « au lieu de vaisseaux entortillés dont les testicules des hommes sont formés, les ovaires sont intérieurement formés de petites fibrilles et membranules lâches et continues, formant des réseaux, dans lesquels se trouvent des vésicules pleines de sérosité ; les globules ressemblent aux glandes conglomérées ; ils ne se développent qu'au moment de la nubilité, leur couleur varie suivant l'espèce animale, elles est jaune chez les vaches, rouge chez les brebis ou bleuâtre dans d'autres femelles. » Il signale aussi l'existence d'hydatides et même de steatomes. Il a étudié les variations de volume qu'entraine l'âge. Il dit que chez les filles nubiles elles pèsent généralement un demi-drachme. Il s'étend sur les hydropysies de l'ovaire, auquel il n'assigne qu'une tunique extérieure, ce qui le différencie de beaucoup des testicules. Il donne aux trompes le nom d'oviductes comme l'avait fait Sténon, il décrit les franges du pavillon, qu'il croit de structure musculeuse. Il a décrit aussi le fœtus, et remarque que dans le cas de grossesses gemellaires, chaque fœtus a son placenta, et à ce propos Graaf a été un des premiers à démontrer que le placenta était loin de s'insérer toujours au fond de la matrice.

NEEDHAM

Le célèbre médecin anglais ne nous importe ici que parce qu'il a réfuté les idées de quelques-uns de ses contemporains qui, au moment où l'on exagérait si fort le rôle des lymphatiques, soutenaient que les vaisseaux chylifères de la mère portent la nourriture à l'enfant et non les vaisseaux sanguins. Il a bien décrit les vaisseaux ombilicaux, il nie la cavité de l'ouraque et l'existence de l'allantoïde (Voir *Disquisitio anatomica de formato fœtu*. Londini, 1666).

SVAMMERDAM

Dans sa critique sur l'ouvrage de Graaf, où il se montre si acerbe contre son rival, Svammerdam, a donné une bonne description des vaisseaux utérins (voyez *Miraculum naturæ sive uteri muliebris fabrica*) qu'il avait injectés à la cire. Plus loin dans la deuxième partie de l'ouvrage Svammerdam soutient avec animation que les testicules des femmes possèdent de véritables œufs. Il en a vu plusieurs dans la trompe et d'autres dans la cavité de la matrice.

RUYSH

On trouve dans le *Musœum anatomicum* de Ruysh plusieurs remarques qui se rapportent à notre sujet. Ainsi il dit que le bassin des femmes est plus gros que celui des hommes. Il avait dans son cabinet un assez grand nombre de matrices desséchées et disséquées avec leurs annexes. Il en avait injecté soigneusement les vaisseaux. Il soutenait que le crâne du fœtus est d'abord membraneux. Il avait fait des recherches sur le placenta. Cet organe, dit-il, est pourvu d'un si grand nombre de vaisseaux, que lorsqu'il est bien injecté, on ne peut trouver un point où il n'y en ait pas. Il nous a donné aussi la description d'une matrice de brebis sur la surface interne de laquelle, dit-il, on voyait des vaisseaux vermiculaires d'une nature particulière dont Astruc a parlé plus tard, « portio tunicæ tertiæ, seu interioris uteri ovini impregnati, per quos myriades vasorum incognitorum disseminantur suntque vermicularia a me dicta proptera quod vernicum reptatu repunt per integram tunicam intimam uteri (Voir *Deuxième trésor*). Dans le *Troisième trésor*, il a réfuté l'existence des glandes utérines. Lui aussi fait de l'ouraque un ligament plein et nie l'existence de l'allantoïde.

MAURICEAU

Les recherches de Mauriceau en anatomie sont beaucoup moins importantes que celles qu'il a faites en obstétrique : cependant on y trouve des choses intéressantes. Il a nié l'anastomose des artères et des veines spermatiques, soutenue par quelques auteurs notamment Dulaurens. Voici ce qu'il dit sur les ovaires « Leur figure nous montre qu'ils ne sont pas si ronds que ceux des hommes, ni si gros ; car ils paraissent assez petits et plats en quelque façon par devant et par derrière et la superficie des testicules des femmes est plus inégale que celle des testicules des hommes : aussi la chaleur de leur testicule est plus débile. Leur composition est encore bien différente ; car ils n'ont aucun épididyme et ne sont revêtus que d'une seule membrane. Leur corps est composé de plusieurs petites glandes et de petites vessies jointes les unes avec les autres, lesquelles paraissent pleines d'une semence, qui est bien plus aqueuse que celle des hommes Ces petites vessies, dont la substance des testicules des femmes est presque entièrement composée, ont donné lieu à quelques modernes d'avancer depuis peu une opinion tout à fait extraordinaire, qui est que les femmes ont des œufs aussi bien que les animaux volatiles, et que l'enfant est engendré de la même manière que le poulet l'est de l'œuf dont il est formé. » Il croit que Van Horne, Swammerdam, Graaf se sont laissés tromper par des altérations pathologiques de l'organe. Mais par contre, Mauriceau a établi contre Aranzi que la matrice, loin de s'épaissir, s'amincissait au contraire pendant la gestation. « Deux choses, dit-il, à mon avis ont trompé tous les auteurs, qui nous ont dit que plus la matrice se dilatait pendant la grossesse plus sa substance devenait épaisse. La première est qu'ils se sont fiés à ce que tous les autres en disaient, sans examiner eux-mêmes la chose, la deuxième est qu'ils se sont fondés sur l'ouverture des femmes après l'accouchement, mais quoique la matrice soit épaisse de la sorte incontinent après l'accouchement, il ne faut pas inférer de là qu'elle avait la même épaisseur lorsque l'enfant et ses eaux qui étaient contenues en elle avec le placenta, en faisaient une grande distension, car elle n'acquiert cette épaisseur que par la vaste étendue de sa substance, qui vient s'épaissir aussitôt et à proportion qu'elle se rétrécit en soi-même, ce qui arrive immédiatement après l'accouchement ». Il adopte l'opinion de Pineau sur l'hymen. Il indique le poids de l'enfant suivant l'âge de la grossesse, ainsi le fœtus de deux mois pèse trois onces ; l'enfant à neuf mois pèse au contraire deux livres.

Il a montré fort exactement les modifications du col pendant la grossesse. Il croit que les môles sont toujours le résultat d'un coït ; quant au placenta et aux membranes, il s'en est tenu aux découvertes d'Arantius.

DUVERNAY

C'est en présence de Duvernay que Bartholin, fils de Thomas, découvrit les glandes qui portent son nom. Duvernay n'est guère d'avis que l'ouraque soit creux, il croit que l'eau dans laquelle nage l'enfant est séparée de la masse du sang par un grand nombre de glandes.

BARTHOLIN (Fils de Thomas)

Bartholin a démontré que les injections des artères hypogastriques ne pénétraient jamais dans le placenta fœtal « quod infallibiliter astruit quod sanguis maternis sub forma sanguinis non ingrediatur fœtum, quia si hoc esset pariter aqua per arteriam impulsa cum ligata vena nullum sibi exitum inveniret, in vasa fœtus perrumperet. At cum aquæ viam illam denegatam videamus, paria de sanguine libere pronuntiare possumus (*De preparatione viscerum*). Il décrivit des nouveaux ovaires, qu'on trouve principalement à l'orifice de l'urètre chez les vaches, ce sont les glandes bulbo-vaginales.

MERY

Mery est surtout célèbre dans la partie qui nous occupe, parce qu'il soutient contre Duvernay que tout le sang de l'oreillette droite coule dans le ventricule droit d'où il parvenait au poumon par l'artère pulmonaire, d'où il revenait par les veines pulmonaires.

LEUWENHOEC

Leuwenhoec a publié ses recherches sur les animalcules de la semence des animaux, en 1677. J'ai souvent, dit-il, observé la semence d'un homme sain, sans la laisser corrompre et même sans attendre qu'elle fût devenue fluide, cinq ou six minutes après l'éjaculation, et j'ai aperçu un si grand nombre d'animalcules que je jugeai qu'il y en avait plus de mille dans un espace qui n'était pas plus grand qu'un grain de sable; il croit qu'ils ont plus ou moins la figure humaine, etc. ; plus tard il a dit qu'ils ressemblaient à de petits têtards, ce qui est plus juste. On dit qu'Ammam, Huygens et Hartsaken l'avaient précédé dans cette découverte.

Désormais les auteurs qui suivront Leuwenhoec ne nous apprendront plus rien de nouveau, ils ne feront souvent que constater des faits acquis. C'est au xix° siècle, c'est-à-dire au miscroscope, qu'appartient de dévoiler les autres mystères.

NOTES

ET

PIÈCES JUSTIFICATIVES

Page 1. — Les plus anciens peuples ont commencé probablement par le matriarcat ; avec cette conception, la semence femelle était la chose principale, les expressions : enfant de mes entrailles, fils de mon sang, etc., en sont un vestige ; plus tard, lorsque le matriarcat fut remplacé par le patriarcat, une idée inverse prévalut, l'homme passa pour fournir le germe qui ne faisait que se développer dans le sein de la femme, de même que la graine dans le sein de la terre. De là, des superstitions assez ridicules au premier abord, mais qui marquent bien l'importance qu'on prête à la semence du mâle. Dans les Cévennes, dans la Guyane Française, chez les Indiens, etc., le mari, au moment de l'accouchement, se met au lit, se plaint fort des tourments qu'il éprouve et tout le monde l'entoure, pendant que la pauvre femme est entièrement délaissée !

Égyptiens. — Pour se rendre un compte exact du caractère hiératique et de l'indolence scientifique de ces prêtres médecins, nous renvoyons à Ébers, l'habile romancier historique qui a su si bien nous peindre l'ancienne Égypte avec ses institutions, ses mœurs et ses idées. On y verra un malheureux descendant de Néchepsis étouffer dans cette atmosphère scientifique si étroite, et rencontrer sans cesse contre lui l'esprit traditionnel ennemi de toute nouveauté.

Page 6. — *Chaldéens.* — Berose donne d'assez curieux détails à propos de la mythologie babylonienne ; ils pourraient s'appliquer au sujet dont nous nous occupons. Nous ferons remarquer encore que les Chaldéens n'ont jamais, comme médecins, joui de la réputation des Égyptiens.

Page 12. — *Hébreux* (Talmud). — *A quel âge le fœtus est complètement formé.* — Fol. 31. — Rabbi Élazar dit : Le fœtus dans les viscères (mée) de la mère est comme une noix dans un vase d'eau ; si on la presse avec le doigt, elle enfonce pour émerger de nouveau d'un côté ou de l'autre (ainsi le fœtus se meut dans l'eau de l'amnios). On lit dans une beraïtha : les premiers trois mois, le fœtus est dans la région inférieure (dans l'excavation du bassin), les autres trois mois, il se trouve dans la région moyenne (au-dessus du bassin), dans les derniers trois mois, il est dans la région supérieure. Quand le moment de l'accouchement arrive, il se renverse (la tête en bas) pour sortir, ce qui augmente les douleurs de l'accouchement. Un anonyme ajoute : c'est pourquoi une autre beraïtha dit que l'accouchement d'une fille est plus douloureux que celui d'un garçon (car le fœtus des deux sexes ayant dans le ventre le front tourné en arrière et l'occiput regardant les parois abdominales de la mère), la fille se tourne pour naître le front en avant, correspondant à la position de la femme pendant la cohabitation, et le garçon ne se tourne pas et sort le front en arrière.

On lit dans une beraïtha : les premiers trois mois de la grossesse (l'enfant se trouvant dans la région inférieure) la cohabitation est mauvaise pour la mère et pour l'enfant ; les autres trois mois, la cohabitation est mauvaise pour la mère et bonne pour l'enfant ; les derniers trois mois elle est bonne pour la mère et pour l'enfant, car elle fortifie le fœtus (qui devient melouben u-mezourez).

On lit dans une autre beraïtha : trois êtres s'associent pour faire l'homme : le saint, béni soit-il, le père de l'enfant et sa mère. Le père donne ce qui est blanc (le sperme), d'où viennent les os, le ghidim (tendons, nerfs, etc.), les ongles, l'encéphale et le blanc des yeux. La mère donne ce qui est rouge (le sang) d'où viennent la peau, la chair, les cheveux et le noir des yeux. Le saint, béni soit-il, donne le rouah, et la neschamah (l'âme), le klaster panim (l'expression et la forme de la figure), la vision, l'audition, la parole, la marche et les mouvements, l'intelligence et les aptitudes intellectuelles. Quand le moment de la mort arrive, le saint, béni soit-il, prend sa part et laisse aux parents les leurs.

Rabbi Hanina, fils de Papa, dit : le sperme émis pendant la cohabitation n'est pas tout entier usé pour la production du fœtus, lequel n'en prend que la meilleure partie.

On lit dans une béraïtha : si la femme donne sa semence (le sang) avant l'homme, le fœtus sera un garçon ; si c'est le mari qui donne d'abord sa semence (le sperme), le fœtus sera une fille. On peut donc, si on veut, avoir des garçons, l'homme peut, pour cet effet, retarder son émission de sperme pour laisser la femme donner sa semence avant lui.

Rabba dit qu'on obtient des garçons en répétant le coït ; car, dit Raschi, la femme excitée par le premier coït, émettra son sperme pendant le second.

Rabbi Isaac dit, au nom de Rabbi Amé : la femme ne devient enceinte que par l'acte le plus rapproché de son époque menstruelle.

Rabbi Johanam dit, au contraire, que c'est par l'acte le plus rapproché de sa tebilah (immersion dans l'eau, que la femme faisait sept jours après la cessation des menstrues pour qu'il lui soit permis d'habiter avec son mari, lequel était séparé d'elle depuis le commencement de l'écoulement menstruel jusqu'à la tebilah).

Fol. 35. — Rab Houna dit : l'écoulement du zab (dont parle l'Écriture, Lévitique, xv, 2) ressemble à l'eau de la pâte d'orge, il vient du membre relâché, tandis que le schikhbath zera est le sperme qui vient du membre en érection ; le premier n'est pas lié, il a l'aspect du blanc d'un œuf dont aucun petit ne peut sortir, tandis que le dernier est lié et présente l'aspect d'un œuf dont un petit doit éclore.

On sait que l'Écriture a établi (*Lévitique*, xii, 2-5) pour l'accouchée, que le sang qu'elle perd la première semaine (si elle a un garçon) ou les premiers quatorze jours (si elle a une fille) doit être impur, et que le sang qu'elle perd après cette époque est pur. Lévi en conclut qu'il y a deux sortes de sang, dont une est impure et l'autre est pure ; dans les premiers sept ou quatorze jours le sang coule de la source impure, après ce temps, il coule de la source pure. Mais Rab n'admet pas cette idée. Il dit qu'il n'y a qu'une source unique, que l'Ecriture déclare impure dans les premiers sept ou quatorze jours, et qu'elle considère comme pure après ce temps.

La *Ghemara* adopte l'idée de Rab, qu'il n'y a qu'une source unique.

Ghemara. — Rabbi Huja lit dans une beraïtha : le sang des menstrues est bon pour la femme comme le levain pour la pâte. Une beraïtha dit au nom de rabbi Meyer : la femme qui a beaucoup de sang (menstrues) a beaucoup d'enfants.

Samuel dit qu'entre la première majorité d'une fille (naarouth) et la deuxième (bagrouth) il n'y a que six mois.

On lit dans une beraïtha : rabbi Meyer dit qu'il y a une différence entre le sang des menstrues et celui de la virginité, car le premier est plus rouge, et plus graisseux (mezouham) que le dernier.

Fol. 38. — Samuel dit que depuis la cohabitation jusqu'à l'accouchement, il y a deux cent soixante et onze jours (neuf mois à trente jours chacun) ou deux cent soixante-douze (si le sperme est pris par l'organe le deuxième jour), ou deux cent soixante-treize (s'il est pris le troisième jour). (Raschi cite un passage du traité de Schabath, fol. 86, d'où il résulte que le sperme ne peut pas féconder après le troisième jour).

Mar Zoutra dit : il y a divergence d'opinion sur la question de savoir si le neuvième mois de la grossesse est toujours complet ou s'il peut être incomplet ; mais tout le monde est d'accord que si la femme accouche dans sept mois, le septième mois peut être incomplet.

Le fœtus meurt toujours avant sa mère, il ne peut pas vivre après la mort de sa mère ; et s'il fait des mouvements, ces mouvements ne sont pas plus signe de vie que les mouvements de la queue d'un lézard qui s'y manifestent après qu'on l'a coupée.

Ghemara. — Ramé, fils de Samuel, et rab Isaac, fils de rab Joudah, disent : le Heder (l'utérus et le vagin) est en dedans, le prozdor (la vulve) est en dehors, une aliyah, étage supérieur (la vessie avec l'urètre) est formée au-dessus (quand la femme est couchée sur le dos) de ces deux organes ; il y a un loul (tube de l'urètre) qui vient de la vessie et qui s'ouvre dans la vulve.

Fol. 21. — La mischnah et la ghemara parlent des avortons qui ressemblent à des animaux des différentes espèces. Ce sont de ces ressemblances comme les médecins les avaient imaginées plusieurs siècles avant l'époque thalmudique, et que les anatomistes ont conservées encore de nos jours. Aussi trouve-t-on dans les livres de médecine, que l'homme a dans la tête un os qui ressemble à une charrue, un autre qui ressemble à un étrier, que tous les hommes, même les juifs et les musulmans, ont dans le cœur une valvule qui s'appelle mitrale, parce qu'elle ressemble à la mitre d'un évêque, etc.

D'après une beraïtha, rabbi Josué dit qu'il n'y a pas d'avortement sans écoulement de sang.

Fol. 24. — Raba dit : on sait qu'une femme peut accoucher d'un enfant viable à neuf mois ou à sept mois. La femelle du gros bétail peut accoucher à neuf mois ; mais je ne sais pas si le petit est viable à sept mois.

Fol. 26. — Rab dit : si une femme enceinte a avorté d'abord d'un fœtus, et plus tard d'une schilja (arrière-faix), on doit supposer que la schilja appartient au fœtus qui est sorti auparavant ; si la schilja n'est sortie que le quatrième jour après l'avortement, on doit soupçonner l'existence de deux fœtus. Si la femme est accouchée d'un enfant viable et si la schilja est sortie plus tard, même le dixième jour, on doit admettre qu'il n'y a eu qu'un seul fœtus.

Rab Aha, fils de rab Avira, raconte au nom de rab Isaac, un fait où une femme fut accouchée d'un deuxième enfant trente-trois jours après l'accouchement du premier enfant ; rab Joseph dit qu'il y avait trente-quatre jours.

Rab Abim, fils de rab Ada, dit au nom de rab Menabem de la ville de Schearim : une femme est accouchée d'un deuxième enfant trois mois après l'accouchement du premier, et ces enfants sont ici, devant nous, dans le beth ha-medres, ce sont Joudah et Ezechias, les fils de rabbi Hiya. Comment était-ce possible ? n'as-tu pas dit qu'une femme ne peut pas concevoir pendant la grossesse ? Abayé répondit qu'il n'y avait pas de superfétation, mais que le sperme s'était divisé en deux parties, dont l'une a produit l'enfant qui a fini son développement au commencement du septième mois, et dont l'autre a produit l'enfant qui n'a fini le sien qu'à la fin du neuvième mois.

Mischnah. — Fol. 17. — Il y a dans les régions génito-urinaires de la femme un heder, chambre interne (l'utérus et le vagin), un prozdor, avant-cour (la vulve), et une aliyah, étage supérieur (la vessie qui est supérieure aux organes génitaux quand la femme est couchée sur le dos). Le sang qui vient du heder est impur (d'après la loi mosaïque) ; le sang qui vient de l'aliyah (de la vessie) est pur. Le sang qu'on trouve dans le prozdor (la vulve) est impur (quoiqu'il puisse venir de la vessie), car il est presque certain (hazakah) qu'il vient du makor, la source (l'utérus).

Page 17. — *Indous.* — La réputation des médecins indiens était considérable dans l'antiquité. Il en venait un grand nombre exercer leur art dans la Perse où ils faisaient concurrence, près des rois Sassanides, aux médecins grecs que la persécution avait chassés de leur pays, comme Oribase, ou qu'un esprit de lucre et d'aventures avait entraînés. Cette émigration continuait encore du temps des Arabes. Rhasès parle d'un de ces médecins indous qui s'était acquis une réputation fameuse.

Nous avons eu l'occasion de voir à la société d'anthropologie, mais de loin à cause de la rareté du volume, et grâce à l'autorité bienveillante de M. Julien Vinçon, un manuscrit persan datant de deux cents avant J.-C. On nous avait fait espérer d'y découvrir quelque gravure sur les organes génitaux ou la fécondation. Nous n'y avons trouvé que le dessin de positions extravagantes et érotiques, ayant pour but sans doute de complaire à un rajah !

Page 22. — *Chinois.* — Isolée qu'elle est de l'Occident par des montagnes d'une hauteur colossale et par des déserts immenses, la Chine n'a guère subi le contact, ni l'influence des peuples de race blanche, bien que cependant les annales chinoises nous parlent d'ambassades de rois de la Bactriane, de rois persans, etc., et qu'à un moment donné le commerce de la soie ait noué des relations commerciales assez actives. Les influences étrangères sur les idées religieuses et scientifiques paraissent surtout être venues de l'Inde.

Page 30. — *Aristophane.* — Nous devons à la savante érudition de M. le professeur Mat. Duval de pouvoir dire comment se pratiquait l'épilage des parties sexuelles : c'était au moyen d'une lampe, appelée *lucierna* ; on faisait un véritable flambage. La plus grande insulte que l'on pût adresser à quelqu'un était de l'appeler *glabre*, pour cette raison ; ou encore *éponge*, parce que dans l'antiquité, on se servait du zoophyte marin en place de papier, pour un certain usage. On trouvait cet objet même dans les prisons, ce qui permit du reste à un condamné de se donner la mort en l'avalant.

Page 32. — *Pythagore.* — Quelques auteurs prétendent que Pythagore mourut paisiblement à Métaponte, ville de la Grande Grèce, sur le golfe de Tarente, à l'âge de quatre-vingt-dix ans. Selon d'autres, le peuple de Crotone, excité par un jeune homme de cette ville, que Pythagore n'avait pas voulu admettre à son Ecole, vint mettre le feu à sa maison, un jour qu'il y était enfermé avec ses disciples. Ce philosophe, heureusement échappé au danger, erra de ville en ville et vint enfin se réfugier à Métaponte. Mais la haine contre les Pythagoriciens s'étant répandue, sur ces entrefaites, dans toute la Grande Grèce, la persécution se ranima contre lui avec tant de fureur dans ce nouvel asile, qu'il fut obligé de se sauver dans un temple consacré aux Muses, où il se laissa mourir de faim.

Page 39. — *Empédocle.* — Disciple de Parménide et de Thelagires, fils de Pythagore, il naquit à Agrigente vers l'an 488, il fut partisan du système de la transmigration des âmes, et il mit cette opinion en vers dans un poème que les anciens ont beaucoup loué pour la richesse des métaphores, l'énergie des expressions et la beauté des images. On lui attribue beaucoup de guérisons et d'événements fabuleux. Quant à l'histoire qui rapporte qu'Empédocle se précipita dans les flammés du mont Etna afin de passer pour un dieu, Pausanias, son disciple, et Timée démentent formellement l'aventure; Diogène de Laerce est du même avis. Pour les opinions d'Empédocle, nous avons consulté Censorinus et les œuvres morales de Plutarque, les renseignements fournis par ces auteurs sont malheureusement excessivement brefs.

Page 40. — *Hippon.* — La théorie que nous trouvons émise par Hippon à propos de l'acte vénérien nous donne l'occasion de rapporter ici une remarque que nous a faite M. le professeur Mat. Duval : c'est qu'aujourd'hui encore dans le vulgaire on croit que la semence fournie par le mâle vient de la moelle ; les bouchers pour désigner cette partie de l'animal disent *l'amourette*.

A côté de ces dénominations erronées, ils en ont de plus justes ; c'est ainsi qu'ils appellent par exemple l'utérus : *la portière* (de porter); et le fœtus : *l'enfant de chœur* (parce qu'il est recouvert de ses membranes).

Page 41. — *Alcméon.* — Aristote, Galien nous apprennent qu'Alcméon avait soutenu que les chèvres respirent en partie par l'oreille. On a soupçonné en conséquence qu'il avait peut-être entrevu la trompe d'Eustache. C'est lui qui, paraît-il, a découvert le limaçon. Il plaçait l'âme dans le cerveau et, comme nous l'avons dit, faisait provenir la semence de ce viscère.

Page 42. — *Démocrite.* — Démocrite était né à Milet, d'une famille très illustre; il passa la plus grande partie de son existence sédentaire à Abderès, d'où le surnom d'Abdéritain ; mais il voyagea beaucoup ; on dit qu'il visita l'Egypte, la Chaldée et même les Indes. Il s'entretenait partout avec les philosophes, les médecins, les sacrificateurs, les mages, les gymnosophistes ; on lui a attribué des ouvrages sur la nature de l'homme ou de la chair, de la peste, du pronostic, de la diète, des causes des maladies. Il aurait composé un livre sur l'anatomie du caméléon; l'histoire de l'entrevue entre Hippocrate et Démocrite paraît controuvée : Diogène de Laerce dit qu'il était disciple de Leucippe et d'Anaxagore : Nous avons consulté sur ses idées Censorinus, Plutarque, Diogène de Laerce et nous avons été obligé de nous contenter des maigres renseignements que nous y avons recueillis; car aucun de ses ouvrages n'est parvenu jusqu'à nous.

Page 43. — *Asclépiades.* — On ne peut admettre qu'Esculape soit un personnage de pure invention. Hippocrate fut un de ses descendants, et l'on produit une généalogie par laquelle il paraît qu'il était le dix-huitième en ligne directe. Si la chose eût été autrement, si les Asclépiades avaient été assez imprudents pour appuyer de leur consentement un tissu de fictions, les médecins de l'île de Cnide, jaloux d'Hippocrate, n'auraient pas manqué d'exposer au public la fausseté de cette histoire. On sait d'ailleurs que les descendants d'Esculape ont régné dans la Carie depuis Podalire jusqu'à Théodore second, qui fut obligé de se retirer dans l'île de Cos, voisine de la Carie, lors de la descente des Héraclides.

Il y avait encore d'autres branches d'Asclépiades qui étaient répandues en divers endroits, on comptait même trois écoles célèbres que les descendants de cette famille avaient établies. La première était celle de Rhodes, qui manqua aussi la première par l'extinction de cette branche des successeurs d'Esculape. Ceci arriva apparemment longtemps avant Hippocrate puisqu'il n'en parle point, comme il fait de celle de Cos qui était la seconde, et de celle de Cnide, la troisième.

Page 45. — *Hippocrate*. — La vie de ce grand homme est entièrement légendaire, a dit M. le professeur Laboulbène dans son cours de médecine ; ses voyages, ses entrevues avec Démocrite, etc., paraissent apocryphes ; la date de sa mort n'est pas mieux connue que sa vie. On l'a fait vivre jusqu'à l'âge de quatre-vingt-cinq ans, quatre-vingt-dix ans et même cent quatre ans.

La considération dont il a joui dans l'antiquité est immense. Au iv⁰ siècle de l'ère chrétienne, Macrobe dit : « Hippocrates qui tam fallere quam falli nescit. » A propos de ses ouvrages, Galien avoue que ce ne fut que sous l'empire d'Adrien que deux médecins d'Alexandrie Artemidore Capilo et Dioscoride recueillirent les ouvrages d'Hippocrate pour en faire un corps. Erolien, qui vivait sous Néron, tâcha de fixer parmi les ouvrages de la collection hippocratique ceux qui étaient vraiment du père de la médecine. Il ne parle pas du livre *De natura muliebri* et quoiqu'il accepte le livre *De morbis muliebribus* bien avant Littré, on supposait généralement qu'Hippocrate ne l'avait point écrit.

Page 61. — *Polybe*. — On est frappé de voir combien les auteurs antérieurs à Aristote commettaient des erreurs monstrueuses: pour cela nous n'avons qu'à renvoyer au système veineux imaginé par Lyennesis, médecin de Chypre, Diogène d'Apollonie et Polybe, tel qu'il est exposé tout au long dans l'*Histoire des animaux d'Aristote*, traduction de Barthélemy, tome I. « Il y a, dit ce dernier, quatre paires de veines : une première paire qui vient de derrière la tête descend par le cou et extérieurement le long de chacun des côtés de l'épine dorsale, pour aller des hanches dans les jambes. De là par le bas de la jambe elles arrivent aux malléoles externes et dans les pieds ; c'est pour cela que dans les douleurs du dos et des hanches, on se fait saigner aux jarrets et aux malléoles externes. D'autres veines partant de la tête près des oreilles et traversant le cou sont appelées jugulaires. Celles-là se dirigent le long du rachis et en dedans puis des lombes aux testicules et aux cuisses ; après avoir traversé la partie interne des jarrets et des jambes, elles arrivent aux malléoles internes et dans les pieds. C'est là encore ce qui fait que pour les douleurs des lombes et des testicules on se fait saigner aux jarrets et aux malléoles internes. La deuxième paire de veines partant des tempes se dirige, en croisant l'omoplate, dans le poumon ; celle de droite vers le foie. »

Page 63. — *Euryphon*. — Euryphon qui paraît avec Chrysippe avoir été un des médecins les plus brillants de l'école de Cnide, était contemporain d'Aristophane et par conséquent d'Hippocrate, il préconisait la succussion sur l'échelle. Censorinus nous apprend qu'il était pour la grossesse de huit mois. Les anciens en parlent avec éloge; tous ses ouvrages ont été perdus.

Page 64. — *Platon.* — Il parle des sexes dans un passage du *Timée*, mais ce passage très beau au point de vue littéraire ne peut avoir de prétentions scientifiques... Platon était partisan d'une âme inférieure à laquelle il attribuait la régulation des phénomènes de la vie végétative.

Page 65. — *Aristote.* — Aristote était fils d'un médecin, Nichomachus, qui fut archiâtre du roi Amyntas, aïeul d'Alexandre le Grand; certains disent qu'il descendait de Machaon, fils d'Esculape; voici analysées plus au long ses recherches telles qu'elles sont consignées dans le *Traité de la génération* : « Le mâle représente la forme spécifique, la femelle, la matière; elle est passive en tant que femelle, tandis que le mâle est actif. Il n'apporte rien en quantité, il n'apporte qu'en qualité, c'est-à-dire la vie, le mouvement, l'espèce ou la forme. Il en résulte que l'être formé des deux éléments n'emprunte à la liqueur séminale du mâle que l'action puissante de cette liqueur et le mouvement qu'elle provoque, mais que le nouvel être est uniquement le résidu matériel de l'excrétion qui est dans la femelle. » Chez l'homme, la liqueur séminale produirait dans le sang menstruel l'effet de la présure sur le lait. Elle le coagule et lui donnerait une consistance qu'il n'aurait pas sans elle. C'est le mâle qui par son sperme porte à l'animal nouveau sa sensibilité, propriété qui le différencie totalement de la plante. Le mâle apporte l'âme sans laquelle il n'y a de corps que par une vaine homonymie. Les matériaux qui sont dans la femelle n'ont l'âme nutritive et l'âme sensitive qu'en puissance; c'est le mâle qui leur donne les deux âmes en acte et en pleine réalité. Aristote en donne comme preuve les œufs clairs: il n'en sort rien, dit-il, parce que ces œufs n'ont pas subi l'influence vivifiante du principe mâle.

Les testicules ne sont utiles que comme réservoirs; ils ralentissent par leurs nombreux méandres le cours du sperme et rendent par cela même la fécondation plus calme; le désir du sexe ne devient pas trop violent, ni l'acte trop rapide; c'est dans cette vue que les testicules ont été organisés comme ils le sont. Les testicules ne font pas partie des canaux, mais ils y sont attachés comme une pierre que les fileuses assujettissent à leurs métiers : quand on enlève les testicules, les canaux remontent à l'intérieur.

Si les matrices sont intérieures, c'est que l'être qui doit naître se trouve en elles et qu'il a besoin d'être protégé et d'y avoir la chaleur qui le cuit, tandis que l'extérieur du corps est exposé à bien des dangers et est froid.

Les animaux qui sont vivipares ont les matrices en bas du ventre pour qu'aucun poids ne les gêne.

La ressemblance n'est pas une preuve que le sperme vient de tout le corps, puisque les enfants ressemblent à leurs parents par la voix et les gestes qui n'ont rien de spermatique. D'autre part, les enfants peuvent ressembler à leurs ancêtres dont ils n'ont rien reçu.

Aristote avait parfaitement vu que les organes génitaux semblent plus variables morphologiquement chez le mâle que chez la femelle: « dans toutes les femelles, ces organes sont à l'intérieur, mais dans les mâles, ces parties offrent des différences plus nombreuses. Ainsi chez les animaux qui ont du sang, certaines espèces n'ont pas du tout de testicules; d'autres espèces en ont, mais ils sont intérieurs ; parmi ceux qui en ont à l'intérieur, les uns les ont dans le bassin, près du lieu où sont les reins ; les autres les ont dans le ventre. D'autres espèces ont les testicules en dehors, et tantôt la verge est suspendue sous le ventre et adhérente, tantôt elle est libre comme le sont les testicules. L'attache de la verge au ventre diffère selon que les animaux urinent en avant, ou qu'ils urinent en arrière. » Mais il commet une grave erreur en admettant que les poissons et les animaux à branchies, non plus encore que tout le genre serpent, n'ont point de testicules : « Il en est de même aussi de tous les animaux sans pieds, qui ne sont pas vivipares intérieurement ». Cependant plus loin, il remarque que les poissons et les serpents, bien que n'ayant pas de testicules, ont deux conduits qui pendent au-dessous du diaphragme, de chaque côté du rachis et qui se réunissent en un seul, un peu au-dessus du point de sortie des excréments : les conduits se remplissent de liqueur séminale dans la saison de l'accouplement.

Plus loin, il remarque que les testicules des oiseaux, très petits en dehors de la période d'accouplement, deviennent au contraire énormes pendant la durée de çelle-ci : « cette transformation, dit-il, est surtout remarquable dans les pigeons et dans les perdrix, à tel point que quelques personnes croient que ces animaux n'ont pas de testicules en hiver.

Page 62. — *Dioclès de Caryste*. — Galien l'a en grande estime et le cite souvent, mais il fait entendre qu'il disséquait grossièrement, comme du reste Démocrite et Empédocle. On a de lui une lettre qui paraît apocryphe sur la manière de conserver la santé. Dioclès paraît avoir été habile chirurgien, ce qui explique son goût pour l'anatomie.

Page 72. —¡ *Chrysippe*. — Le maître d'Erasistrate, Chrysippe un fameux médecin de l'école de Cnide ; il avait été disciple d'Eudoxe. Comme les praticiens cnidiens, il était opposé à la saignée et aux purgatifs ; il a été cité plusieurs fois par Galien et par Pline.

Page 76. — *Hérophile*. — Voici le passage de Tertullien : « Hérophile, dit-il, ce médecin ou ce boucher, qui a disséqué un nombre infini d'hommes pour sonder la nature, qui a haï l'homme pour le connaitre, n'en a peut-être pas mieux pour cela pénétrê l'intérieur : la mort apportant un grand changement à toutes les parties qui ne doivent plus être les mêmes, lorsqu'elles n'ont plus de vie ; particulièrement ne s'agissant point ici de mort simple, mais d'une mort procurée par les divers tourments auxquels la recherche exacte des anatomistes a exposé des malheureux ».

Page 111. — *Aulugelle*. — « Des médecins et des philosophes ont fait des recherches sur l'époque de la délivrance des femmes et se sont occupés de traiter cette question, combien de temps l'homme est-il porté dans le sein maternel ? L'opinion la plus répandue, celle qui paraît la plus vraie, est que la femme qui a conçu met au monde son fruit rarement au septième mois, jamais au huitième, très souvent au neuvième, assez souvent au dixième ; que la fin du dixième mois est le dernier terme auquel puisse se reculer la naissance de l'homme. Cette dernière observation se trouve consignée dans un vers de nos anciens poètes, Plaute dit dans sa comédie intitulée *Cistellaria :*

> *Tum illa, quam compresserat*
> *Decumo post mense exacto hic peperit filiam.*

L'ancien poëte Ménandre, qui partout observe la vérité, en homme initié à toutes les connaissances, nous fournit le vers suivant à l'appui de la même observation :

γυνὴ κυει δεκάμηνος

La femme accoucha au dixième mois.

Il est à remarquer que Cecilius dans un passage d'une comédie imitée en grande partie du *Phocius* de Ménandre et connue sous lé même titre, met au nombre des mois où la femme peut enfanter, le huitième mois dont Ménandre n'avait pas parlé.

Insoletne mulier decimo mense parere.
Pol nono, etiam septimo atque octavo.

Le témoignage de Varron nous permet de croire que Cecilius n'a pas dit cela au hasard, et qu'il a eu ses motifs pour s'écarter d'une opinion avancée par Ménandre et soutenue par beaucoup d'autres. En effet, Varron dit dans son quatorzième livre des choses divines, que quelquefois on a vu naître des enfants au huitième mois. Il ajoute au même endroit que l'accouchement peut n'avoir lieu qu'au onzième. Hippocrate avait dit dans un langage laconique, dans le traité dit des aliments : « les enfants naissent et ne naissent pas au huitième mois ».

Dans ce même Aulugelle nous trouvons plus loin rapporté l'avis d'un certain Sabinus qui avait composé d'excellents commentaires sur Hippocrate : « les enfants qui naissent par avortement au huitième mois paraissent vivants dans le premier moment, mais ils ne le sont pas réellement, puisqu'un instant après ils expirent. Ce n'est qu'une apparence d'existence, ce n'est pas la vie elle-même ».

Aulugelle |nous apprend aussi que les Romains de la République croyaient que l'enfant naît toujours au neuvième mois ou au dixième mois ; d'où le nom de *nona* et *décima* donné aux Parques (de partûs) :

Notre auteur cite encore l'historiette suivante :

« Une dame connue par la sagesse et la régularité de ses mœurs, et dont l'honneur ne pouvait être mis en doute, donna le jour à un enfant onze mois après la mort de son mari ; l'époque de l'accouchement fit croire qu'elle avait conçu depuis la mort de son mari, et une accusation fut intentée contre elle, en vertu de la loi des décemvirs, qui porte que les accouchements légitimes ne peuvent avoir lieu au delà du dixième mois. Mais l'empreur Adrien, au tribunal duquel la cause fut portée, décida que l'enfantement pouvait avoir lieu au onzième mois. J'ai lu le décret lui-même dans lequel ce prince assure n'avoir pris cette décision que d'après l'avis de philosophes et de médecins fameux de l'antiquité ».

Page 105. — *Idées de* Rufus *sur la nécessité pour les filles d'avoir des rapports sexuels (Oribase, liv. III, p. 82).* — Les filles qui restent vierges plus longtemps qu'il ne convient tombent en proie à un grand nombre de maladies. En effet, les règles n'ont pas lieu chez elles comme il faut, et quand leur croissance rapide a déjà cessé, elles sont facilement sujettes à la pléthore ; or, c'est surtout la pléthore qui produit les maladies. Il faut donc marier les jeunes filles en temps opportun, car par l'effet de la pléthore, une fille devient d'autant plus vite nubile et désire d'autant plus rapidement avoir des rapports sexuels et engendrer des enfants qu'elle croît plus rapidement... Pour celles qui font un usage modéré d'aliments et qui ne se livrent à aucune espèce de travail, c'est tout ce qu'il y a de plus dangereux de ne pas se marier vite dès les premiers symptômes de la puberté, car elles seraient soulagées par l'évacuation nécessaire (les menstrues), attendu que rien n'excite autant l'écoulement des règles que les rapports sexuels.

Page 105. — *Oribase.* — La matrice est située dans l'intérieur du péritoine, (c'est-à-dire qu'elle est coiffée du péritoine) entre la vessie et le rectum, elle repose sur l'étendue presque entière de ce dernier organe, tandis qu'au niveau de l'ombilic, où se trouve le fond de la matrice, cet organe dépasse ordinairement la vessie ; dans la région des parties génitales, au contraire, la vessie s'avance au-delà de la matrice de toute la longueur de son col. Entre ces deux organes même, la vessie est placée au niveau du pubis et est pourvue d'un col plus court et plus large que chez l'homme, lequel col parvient entre les os du pubis aux parties génitales de la femme, puis de leur extrémité extérieure et supérieure, le rectum de son côté est appuyé sur l'os dit sacré, et quelques-unes des vertèbres lombaires : car, dans cette région, le rachis devient concave à sa face antérieure, raison pour laquelle il présente une convexité à sa face postérieure. La matrice n'a pas le même volume chez toutes les femmes : en effet, après l'accouchement elle se rappetisse beaucoup, tandis qu'elle est plus grande chez les femmes enceintes, et chez toute femme qui n'a jamais conçu, elle est encore plus petite que dans le premier cas, et de même, par rapport aux âges, chez celles qui ne sont pas encore arrivées à l'âge nubile, ou qui l'ont dépassé, car même sans cela elle est toujours plus petite chez les femmes qui n'usent pas du coït. Quant au volume d'un utérus moyen, son fond se rapproche du nombril, sa longueur est en moyenne de neuf à dix doigts, mais elle est la même chez toutes les femmes. Quant à sa largeur il s'étend d'un os des îles à l'autre, au moyen de ses cornes ; à l'exception des cornes, la forme d'un utérus ressemble en tout à une vessie, mais eu égard aux prolongements latéraux dont il est pourvu, lesquels ressemblent à des seins de femme et remontent vers la région des îles, il n'y ressemble plus. Hérophile compare la forme de ces prolongements mêmes à un demi-cercle et Dioclès, à des cornes en croissance : pour cette raison, il les a appelées cornes dérivant leur nom des cornes des animaux qui s'appellent en grec κεφατα.

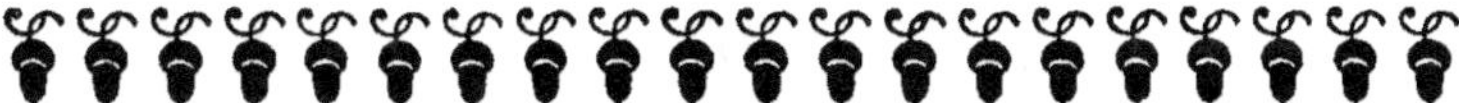

LÉONARD DE VINCI

Page 131. — Nous n'avons pas dit dans le texte que Léonard de Vinci méditait de rédiger un traité d'anatomie. Quand on a parcouru son traité de la peinture, on n'est plus étonné de l'idée que cet observateur profond avait eue.

A côté de dessins anatomiques (ce sont ceux-là qui nous intéressent ici) on trouve inscrites des notes en italien, elles sont écrites en allant de droite à gauche, les uns disent parce que Léonard était gaucher, d'autres soutiennent que ces caractères à rebours avaient pour but de rendre difficile la lecture de ses notes et les mettre ainsi à l'abri des indiscrets.

Nous devons à l'extrême obligeance de M. Münst, bibliothécaire aux Beaux-arts, d'avoir pu faire reproduire la plaquette : de coïtu ; elle est sa propriété.

Nous avons parcouru aussi les deux beaux volumes de Jean-Paul Richter (the litterary Works of Leonardi da Vinci). Le cahier dit W An I, composé de 10 pages, et daté par Léonard lui-même, du 2 avril 1489, est un fragment d'un véritable traité d'anatomie, il renferme des notes sur le crâne et les dents, sur les mouvements des yeux, sur la durée de la gestation, etc. Le cahier W An II, contient des études sur les intestins, l'estomac, la matrice des vaches. Enfin le cahier W An IV, de 138 pages daté de l'année 1515, traite des muscles, du cœur, de l'intestin, de l'embryon, et des fonctions de la génération.

Ce n'est pas un traité complet, ce sont des notes, très courtes même, reflétant, comme nous l'avons dit plus haut, les idées et les théories de son époque.

M. le professeur Mat. Duval, dans un remarquable article paru dans la *Revue scientifique* du 7 décembre 1889, dit: en zoologie et physiologie comparées les études de Léonard de Vinci sont particulièrement remarquables en ce qui touche les fonctions de la génération, la gestation et le développement embryonnaire. De nombreuses notes de ses divers manuscrits montrent ses projets d'étudier la matrice des femelles en gestation, d'examiner les connexions utérines de la mère au fœtus : « Nous prendrons, dit Léonard, les membranes fœtales d'un veau à terme, et nous noterons la figure des cotylédons. » On voit que Léonard de Vinci aborde l'étude de l'anatomie en philosophe brûlant de pénétrer le mécanisme des fonctions les plus intimes, les rapports des organes les plus profonds.

Nous ne saurions mieux terminer notre étude sur ce grand peintre qu'en disant avec M. le professeur Mat. Duval : » tout ce qu'il a fait dans les diverses branches de la science et de l'art justifie bien ces paroles de Taine, « Léonard de Vinci, inventeur précoce de toutes les idées et de toutes les curiosités modernes, génie universel et raffiné, chercheur solitaire et inassouvi, pousse ses divinations au delà de son siècle, jusqu'à rejoindre parfois le nôtre. »

HUARTÉ

A côté de Léonard de Vinci, nous placerons quelques réflexions d'un auteur espagnol du xvie siècle aussi : Huarté.

Le docteur Larrieu, lauréat de la Faculté de médecine de Paris, a bien voulu nous prêter la traduction faite en français par Gabriel Chappuis, de *l'Examen des esprits* de cet auteur. Il est de M. D. XCVIII.

Il n'exprime en somme que les idées des auteurs grecs. Ainsi, à propos de la semence : « Galien dit que la semence a telle proportion et convenance avec les vases spermatics que l'urine avec la vessie : car comme la quantité de l'urine incite la vessie à la chasser de là, la quantité de la semence moleste aussi les vases spermatics. Et quant à ce qu'Aristote pense que l'homme et la femme ne deviennent malades et ne meurent à cause de la rétention de la semence, c'est contre l'opinion de tous les médecins, principalement de Galien, qui dit et affirme que maintes femmes demeurant jeunes et veuves sont venues à perdre le sens et le mouvement, le poulx et la respiration et sur les entrefaites, la vie ».

Plus loin : « l'homme ne diffère de la femme, selon que dit Galien, d'autre chose que de ce qu'il a les membres génitaux hors du corps. Car si nous faisons anatomie d'une femme nous trouverons qu'elle a au-dedans deux couillons, deux vases spermatics, et le ventre de la même composition que le membre de l'homme, sans qu'aucun linéament lui défaille. Ce qui est tant véritable que si nature achevant de forger un homme parfait, le voulait convertir en femme, il n'y aurait autre chose à faire que de remettre au-dedans les instruments de la génération ; et si étant la femme faite, elle voulait la changer en homme, elle n'aurait autre chose à faire qu'à lui tirer les couillons dehors. Cela est advenu plusieurs fois à la nature, estant la créature aussi bien au corps comme dehors : de quoy les histoires sont plaines. Car nature a souvent fait une fille, qui a demeuré un ou deux mois au ventre de sa mère, et survenant aux membres génitaux abondance de chaleur (pour quelque occasion) elle les fera sortir dehors, et sera un masle. Ce qui se cognoit après leur naissance à cause de leurs mouvements féminins et de leur voix délicate.

Au contraire, nature a fait souventefois un masle, avec ses membres génitaux dehors, et survenant une froideur, elle les a fait retourner au-dedans, et en a fait une femelle. Ce qui se cognoit après la naissance, en ce qu'une telle fille a l'air d'un garçon, tant en la parole qu'en tous ses mouvements et œuvres.

Davantage, il est aisé à entendre quelle est la raisoa que les membres génitaux s'engendrent dedans ou dehors, et qui vient à sortir une fille et non un garçon : sachant que la chaleur dilate et élargit toutes choses et la froideur les détient et resserre. Si la semence est froide et humide, se fait une fille, mais si elle est seiche et chaude, s'engendrera un garçon. Aristote dit que la femme pour estre féconde ou pour porter enfants, doit estre froide et humide ; car si elle ne l'estoit, il serait impossible qu'elle eût du laict, pour substanter neuf mois la créature en son ventre et deux ans après qu'il est né : le tout se gasterait et consommerait.

Il y a telle convenance entre la matrice de la femme et la semence de l'homme qu'entre la terre et le froment ou autre semence quelconque.

Moyen de reconnaître si une femme est stérile. — Hippocrate encharge de faire deux choses à la femme qui n'enfante pas, quand elle est mariée, pour cognoistre s'il tient à elle ou si la semence de son mari est inhabile à engendrer.

La première est de l'enfermer avec de l'encens par bas, de manière que la

robe traîne de tous côtés en terre, pour empescher la vapeur de sortir ; et si
de là à un peu de temps, elle sent le goust et odeur de l'encens en la bouche,
c'est un certain signe qu'il ne tient pas à elle si elle ne porte des enfants,
puisque la fumée trouve les chemins de la matrice ouverts, par où elle pénètre
jusqu'au nez et à la bouche.

L'autre est de prendre une teste d'ail plumé jusques au vif et la mettre
dedans la matrice quand la femme veut dormir, et si le lendemain elle sent en
la bouche le goust et saveur de l'ail, elle peut certainement faire des enfants.

Quelles diligences il faut employer afin d'engendrer des garçons et non des filles.
—Les pères qui veulent avoir enfants sages et qui soient habiles pour apprendre
les lettres, doivent tascher qu'ils naissent masles : pour ce que les filles, à raison de la froideur et humidité de leur sexe, ne peuvent avoir un esprit profond ;
et puis l'Ecclésiaste dit : *melior est iniquitas viri, quam mulieri bene faciens.*

Galien déclare les qualités de cet excrément (serum) par lesquelles il est fait
matière convenable à la génération de la semence qui font une certaine acri-
monie et corrosion, qui vient d'être salé, par lesquelles qualités il induit (le
couillon droit en communication avec le rognon droit qui reçoit de la vessie
cave le serum) les vases spermatics, et incite l'âme à génération sans se soucier.
Et pourtant les hommes fort luxurieux se appellent en langue latine, *salaces*,
c'est-à-dire : hommes qui ont beaucoup de sel en la semence. D'autre part
nature a donné au couillon droit une grande chaleur et siccité et sa semence
est fort chaude et seiche.

Il faut donc six choses pour engendrer des masles : manger aliments chauds
et secs, mettre peine qu'ils se cuisent bien en l'estomac, faire beaucoup d'exer-
cice, ne venir à l'acte vénérien jusqu'à ce que la semence soit cuite et bien
saisonnée, avoir affaire à la femme cinq ou six jours avant qu'elle ait ses
fleurs, se donner garde que la semence tombe du côté droit de la matrice. Et
si l'on garde toutes ces choses-là, il est impossible d'engendrer une fille ».

Nous terminerons ces citations, par celle d'Hippocrate que nous rapporte
Huarte. « Hippocrate dit que la femme qui a conçu un garçon a bonne couleur
et est belle, pour ce que l'enfant, par sa grande chaleur, lui consomme tous les
excréments, qui ont coutume d'enlaidir le visage. Et pour ce qu'il dévore tant,
il est bon qu'il est cette reprinse de sang, dont il se puisse nourrir. Quand la
femme est enceinte d'une fille, celle-ci à cause de la grande froideur et humidité de son sexe mange peu et fait beaucoup d'excréments. Ainsi donc la femme
qui a conçu une fille est laide, crasseuse et a envie de mille vilenies et à son
enfantement elle doit mettre et employer double temps à se mondifier, et pur-
ger plus que si elle enfantait un garçon ».

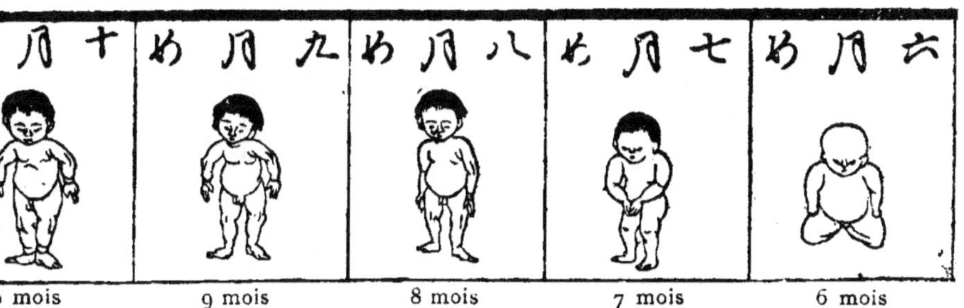

o mois	9 mois	8 mois	7 mois	6 mois

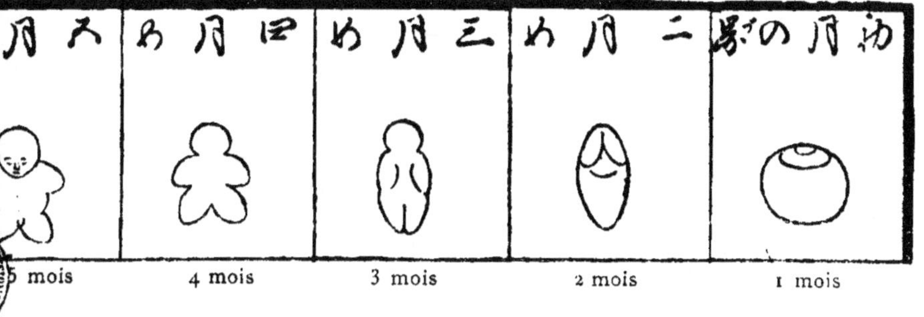

5 mois	4 mois	3 mois	2 mois	1 mois

Planches rapportées du Japon par M. le Dr Remy, professeur agrégé.

Voir l'explication, chapitre 1er, page 23.

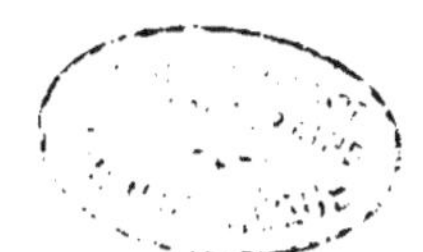

12

Planche II.

AMIDA	SEICHI	KWAMMON	SAKOUCHI	MIROKOU

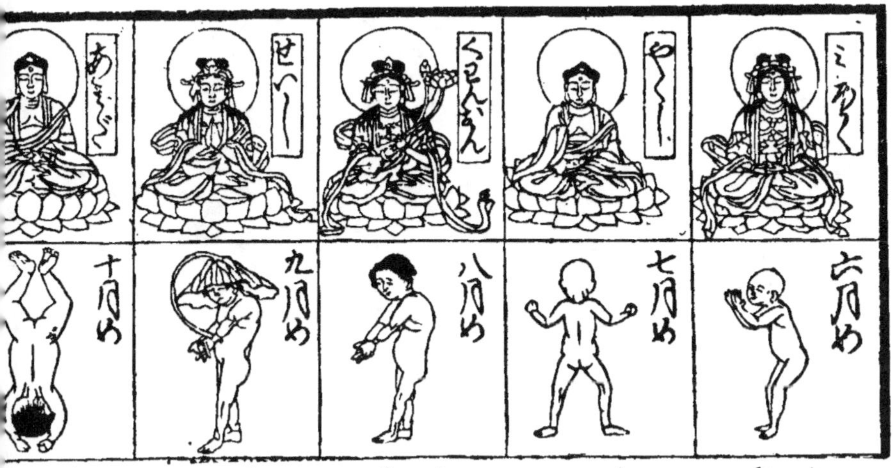

10e mois   9e mois   8e mois   7e mois   6e mois

DZIZO	FOUNGÉ	MOUDJOU	CHAKA	FOUDO-MOO

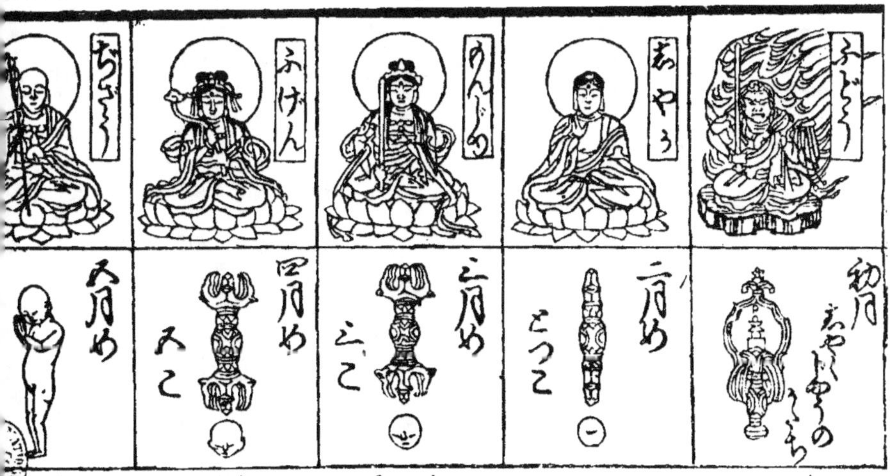

5e mois   4e mois   3e mois   2e mois   1er mois

Pour l'explication de cette planche, voir le chapitre 1er, page 22.

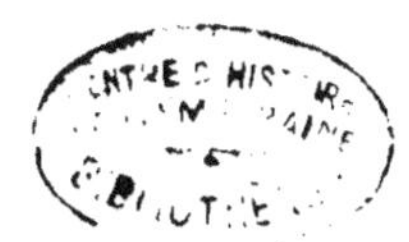

Planche III.

Anathomie

¶ Icy tapert la situatiõ de la mere oũ matrice auec ces col=
ligances et parties voysines comme au paroyes denhault/auec ces tes=
mois en leurs lieux naturelz/ataches aux vaisseaulx seminaires ou sper=
maticques. Lesquelz vaisseaulx viennẽt denhault de la region des rains
de la veiné emulgente et celle dicte chylis/et semblable a vne ensaicte ou
amplie de fruyct. Et en la ptie superieure est la vescie auec ces poires va=
ritides de laquelle le col ce termine auec celluy de ledicte mere/vng peu
plushault que la fante/dicte con. Et tant ces tesmoins que des aultres
parties comme du colon vescie z aultres te seroyent plus notoire en vne
femme grosse ou aultre anathomisee que par ceste figure.

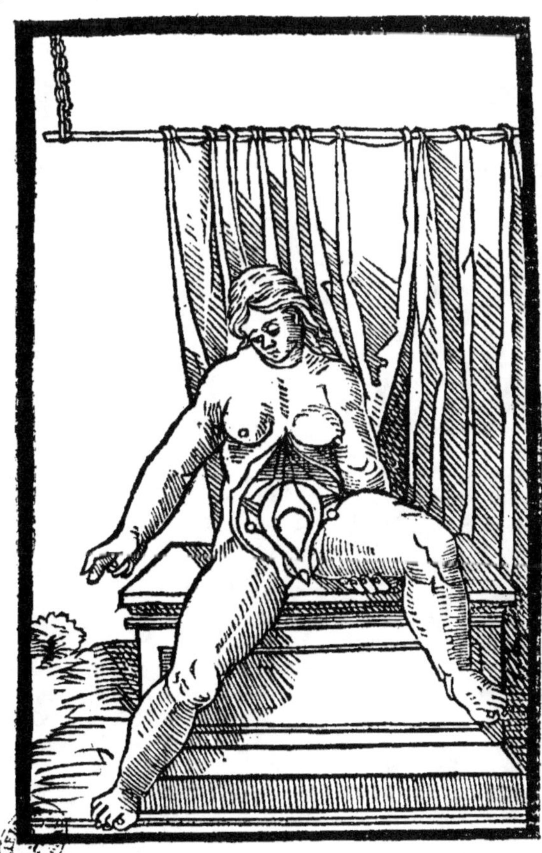

Planche prise dans l'*Anatomie de maistre Mondin, imprimée à Paris, par
Alain et Janot, demeurant en la rue Nostre-Dame, à l'enseigne de l'Ecu* de
France, *1532.*

Planche IV.

¶ Ceste figure te demostre la mere en son antier en laquel=
le cognois commeut les vaisseaulx spermaticques procèdent z ce esta=
dent aux tesmoins z desdictz testicules a la mere. Touteffoys iceulx ne
sont en leur naturelle situation ou lieu/car icelluy est au dedans des cor=
nes de la matrice/Mais seullemêt sont estes faictz en ceste maniere affin
que plus facillement congnoisse comme les vaisseaulx spermaticques
rentrent en iceulx/ par ceste est aussi notoire la bouche/ ou orifite dicelle/
lequel est constitue au dessoubz de son col comme icy peulx veoir.

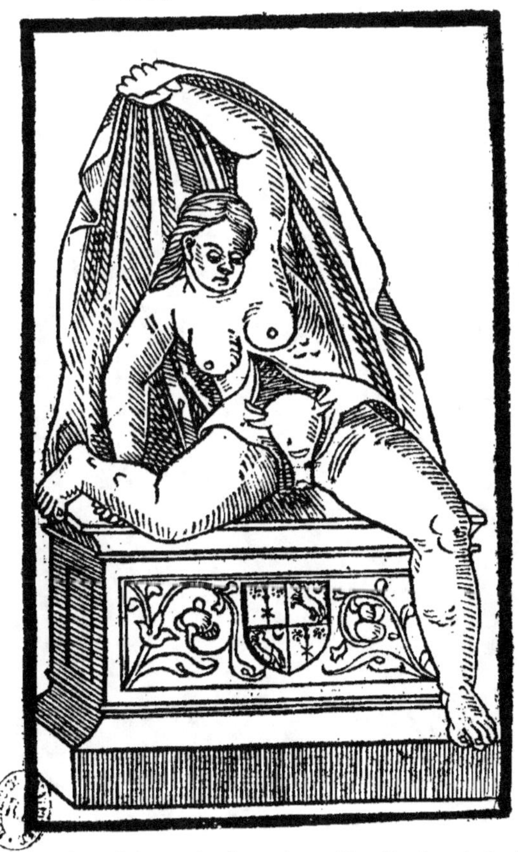

Planche prise dans l'*Anatomie de maistre Mondin, imprimée à Paris, par
Alain et Janot, demeurant en la rue Nostre-Dame, à l'enseigne de l'Ecu de
France, 1532.*

Anathomie

¶ Au ventre de ceste figure ce demonstre la matrice ouuer=
te/en laquelle faparoiſſent aucuns pointz ou taches noires q̃ ſont les exa=
tremitez des veines dictes cotilidones. Auſſi te demonſtre au doygt la
mere ranuerſee ou retournee/ laquelle a ſon fond aulcunement deprime.
Et denote ceſte depreſſion la ſeparaſſion du coſte dextre au ſeneſtre et na
en elle aultre diuiſion ou ſeparatiõ: ainſi ſeullemẽt ſont en elles deux chã=
bres/ ce que veult et dit Gallien/ quiſt contre noſtredit mondui(cõme
es veu) Ariſtote et aultres qui diſent la mere auoir .vij. ſelules ou chaiit=
bres/ ces pointz noirs ſont cotilidones : deſquelz deffault et eſt totalle=
ment priue ſon col ſemblable a vng membre viril ou vit.

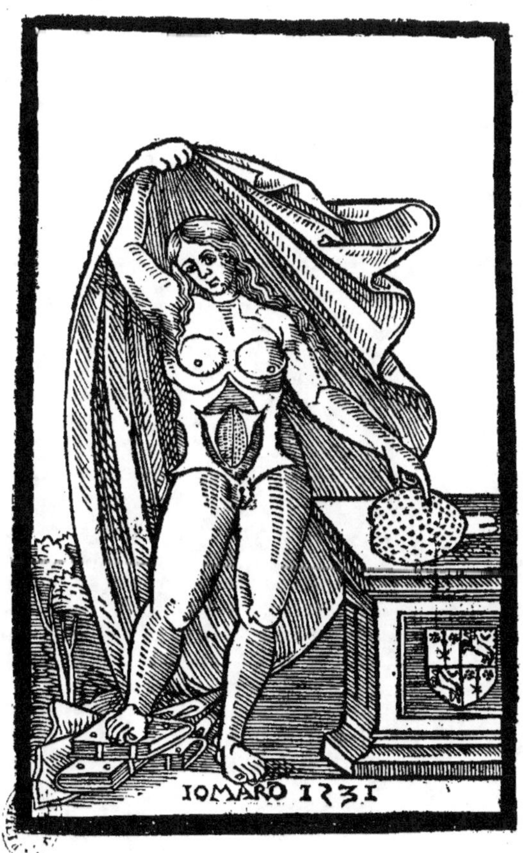

Planche prise dans l'*Anatomie de maistre Mondin*, imprimée à Paris, par *Alain et Janot*, demeurant en la rue Nostre-Dame, à l'enseigne de l'Écu de France, *1532*.

Planche VI.

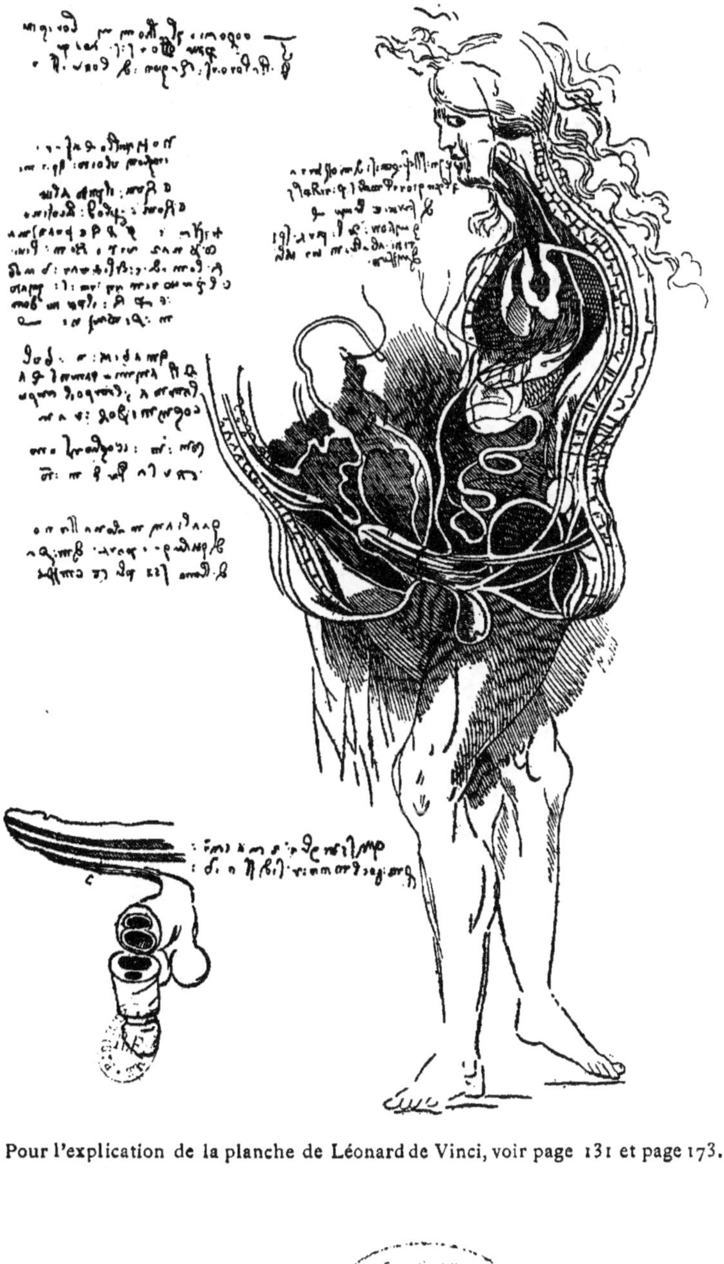

Pour l'explication de la planche de Léonard de Vinci, voir page 131 et page 173.

La planche fait partie du recueil dit W, An IV, de la bibliothèque de Windsor. Elle avait été reproduite dans la 7ᵉ planche de l'ouvrage de Chamberlaine.

La planche même de Chamberlaine a été reproduite en 1830, et publiée sous forme d'une plaquette, dont voici le texte exact qui suffira pour en préciser l'objet :

Tabula anatomica Leonardi da Vinci summi quondam pictoris e bibliotheca Augustissimi magnæ Britanniæ Hanoveræque Regis deprompta, Venerem obversam, e legibus naturæ hominibus, solam convenire ostendens. Lunæburgi, 1830, sumptibus Heroldi et Wahlstabii typis excerpserunt Fr. Vieweg et filius.

Planche VII.

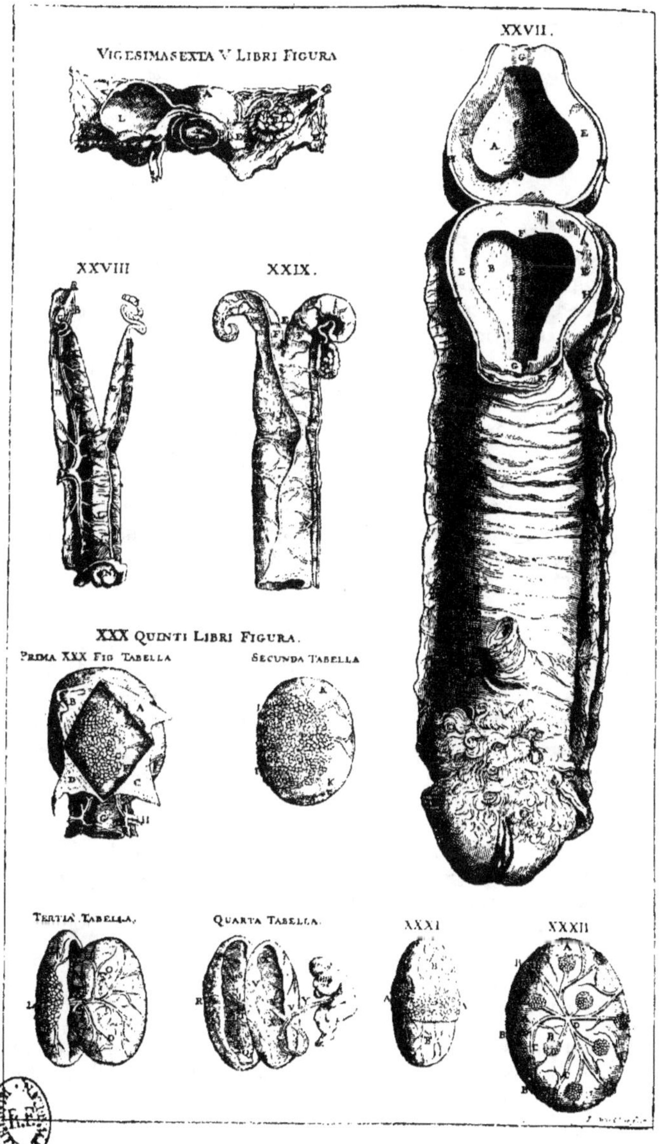

VIGESIMASEXTA V LIBRI FIGURA

XXVII.

XXVIII.

XXIX.

XXX QUINTI LIBRI FIGURA.

PRIMA XXX FIG TABELLA

SECUNDA TABELLA

TERTIA TABELLA.

QUARTA TABELLA.

XXXI

XXXII

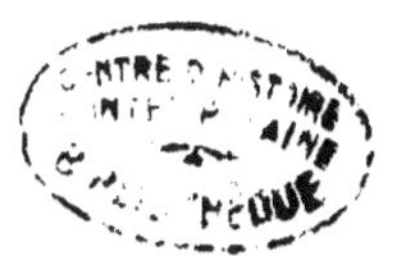

LES FIGURES DE CETTE PLANCHE sont prises dans *Andreæ Vesalii opera omnia, anatomica et chirurgica, curâ H. Baerhaave et B. Siegfried. Lugduni Batavorum apud Joannem du Vivie et J. et H. Verbeek, biblio. MDCCXXV.*

EXPLICATION DES FIGURES

VIGESIMA SEXTA. V. LIBRI FIGURA

Præsens figura uterum una cum illum peritonæo alligantibus membranis a corpore exsectum commonstrat. Ipsiusque cervix adeo hic sursum est convoluta et eversa, ut fundi uteri orificium in conspectu sit. Vesicæ vero fundum et cervicem pariter sectione aperuimus, ut vesicæ cavitas, meatuumque urinariorum insertio in propatulo essent.

XXVII

Uterum a corpore exemptum ea magnitudine refert, qua postremo Patavii dissectæ et quæ sæpius pepererat, proceræque admodum staturæ fuit, mulieris uterus nobis occurrit, vulgarem uterorum molem utcumque excedens. Atque ut uteri circumscriptionem hic expressimus, ita etiam ipsius fundum per medium dissecuimus, ut illius sinus in conspectum veniret, una cum ambarum uteri unicarum substantiæ in non prægnantibus crassitie.

XXVIII

Hæc figura canum, non prægnantem exprimit uterum, quem propter veterum descriptiones hic humano utero adjicere visum est; uti magis adhuc vaccinum, quem modo subiungemus. Venæ et arteriæ seminales testis ac vas semen a teste deferens.

XXIX

Vaccini uteri fundum, et ipsius cervicis portionem ita delineavi, ut magna fundi cervicisque sedes exteriore uteri tunica sit detexta, interiorque tunica ob id oculis subjiciatur; testis sinister.

XXX

QUINTI LIBRI FIGURA

Quatuor tabellis, seu peculiaribus effigiebus constante, fœtus humani tunicas seu involucra exprimere conatus sum, quæ de novo cum fœtu in uteri fundi cavitate ac sinu generantur.

PRIMA XXX, FIG. TABELLA

Uterum dextro suo apice magis extuberantem ac veluti masculino fœtu turgidum effinximus, quem in anteriore parte una sectione longa, et altera transversa dissecuimus: ut dein uteri tunica in latera extrorsumque reflexa, et a fœtus exteriorii involucro divulsa, id in conspectum veniat simul cum carnea illi obnata substantia quemadmodum jam subsequens characterum index proponet.

SECONDA TABELLA

Fœtus involucra ita refert, atque se habent, quum carnea quæ exteriori involucro obnascitur, vasaque continet, substantia, ab utero est divulsa, ac fœtus cum suis involucris alias non laceratis, inter dissecandum ex utero liberatus, exemptusque mensæ alicui aut pelui imponitur.

TERTIA TABELLA

Sectionis quodammodo serie exterius involucrum aperuimus, et ab interiori involucro abstractum, in latus reposuimus, ut modo interius involucrum ad huc integrum, cum fœtu illi incluso facile occurrat.

QUARTA TABELLA

Exterius quoque involucrum ab interiori reflexum habet. Verum id interioris suæ superficiei ampliorem exhibet sedem, quam in tertia tabella ; ut scilicet carnæ ipsius, et lienis carni non obsimilis substantiæ effigies sese hic offerret, quam in interiori involucri superficie per pellucidam membranæ partem ea substantia exprimit, alioquin in externa tantum involucri superficie consistens.

Deinde hac tabella interius etiam involucrum longa sectione divisum est et a fœtu abstractum, utramque suam proponit superficiem.

Atque, ita hic præter umbilici vasorum ductum, inter fœtum et ipsius involucra occurrentem, etiam fœtus spectatur, ea propemodum figura, qua plurimum in utero recumbit, et quæ omnibus partibus pulchre videtur medio lassitudinique ob id minus obnoxia.

XXXI

Galeni descriptionum occasione, exterius canini fœtus involucrum delineatur ; ut discrimen in conspectu esset, quo id ab hominis involucro, differt. Hæc namque figura sectionis serie secundæ respondet, tabellæ, trigesimæ figuræ, qua fœtus humani involucra, perinde ac si integra neque ullibi dissecta, ab utero evulsa essent, exprimuntur. Præter quam igitur quod hæc figura secundum proportionem ea tabella oblongior est, etiam prorsus aliam ostendit imaginem ejus carnosæ substantiæ quæ exteriori involucro obnata, lienis substantiæ a me assimilatur, hic A et A insignienda.

XXXII

Bubali fœtus involucro in eum modum delineavimus, quo canini fœtus involucra in XXXI figura, et humani fœtus involucra in XXXII figuræ tabella exprimuntur; perinde scilicet ac si operto per sectionem utero, fœtus involucro, nullibi læso ab ipso essent distracto, ac huc ab utero seposita.

Adhibemus vero hanc quoque figuram quæ hominis partibus ostendendis faciunt, ut discrimen appareret, quo vaccæ bubalæ, capræ, cervæ cornutorumque adeo et acetabula in uteris post conceptum vere demonstrantium, animalium fœtus involucro, ab hominis fœtus, ac rursus a canis, aut suis aut alicujus plures fœtus simul educentis, ac a me interim dissecti animalis fœtus involucris differunt.

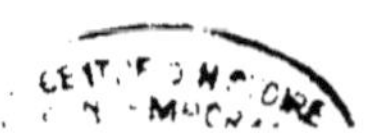

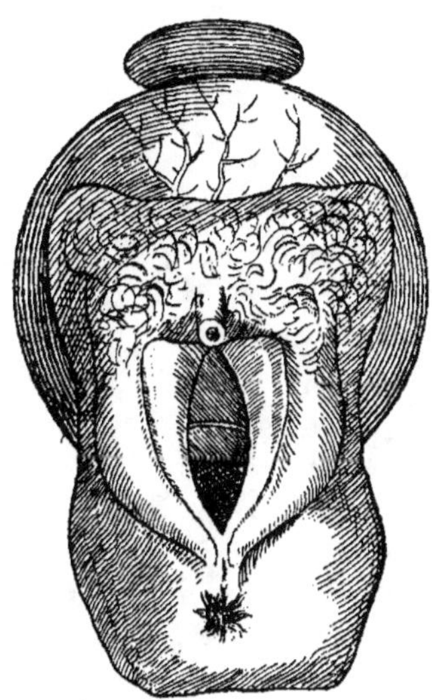

PLANCHES PRISES

DANS L'OUVRAGE DE PINEAU

De Virginitatis notis graviditate et partu. Ludov., Bonaciolus de conformatione fœtus accedunt alia, Lugduni Batavor., apud Franciscum Hegerum, anno 1641.

Vaisseaux de l'utérus.
Clitoris.
Pudenda: grandes et petites lèvres.

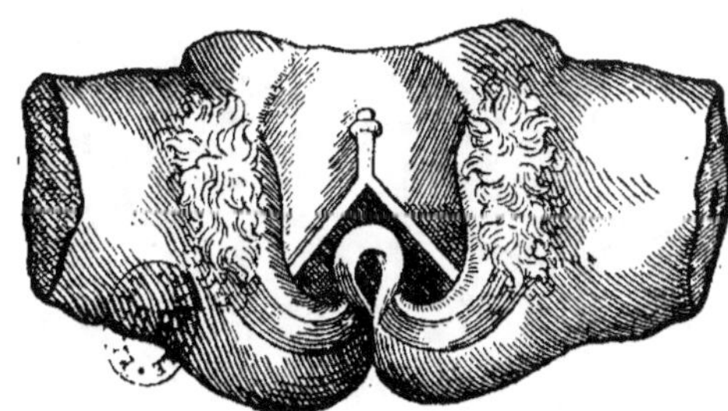

Les petites lèvres sont enlevées pour bien montrer le clitoris et au-dessous, la membrane hymen.

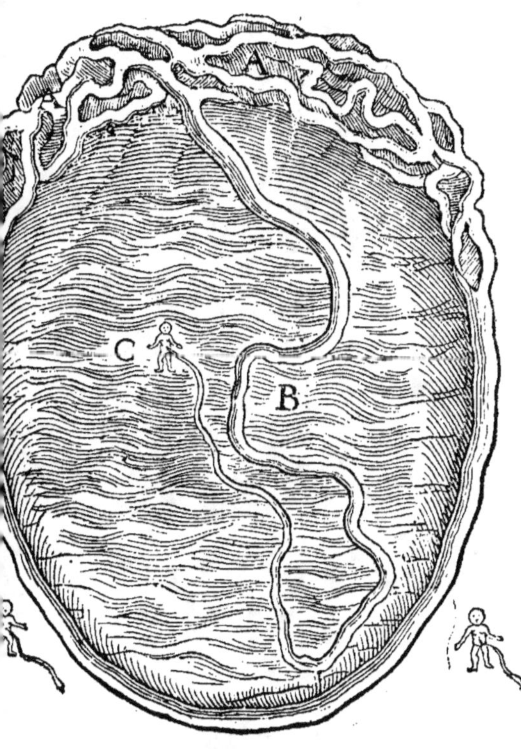

PLANCHES PRISES

dans le *De Virginitatis notis*
DE PINEAU.

A. — Placenta in qua sunt
radices et trunci venæ et arteriæ umbilicalis.
B. Vasa umbilicalia.
C. Fœtus duodecim die-
rum.

Fœtus pour montrer la formation
des os, la fontanelle antérieure et les
quatre sutures qui en partent.

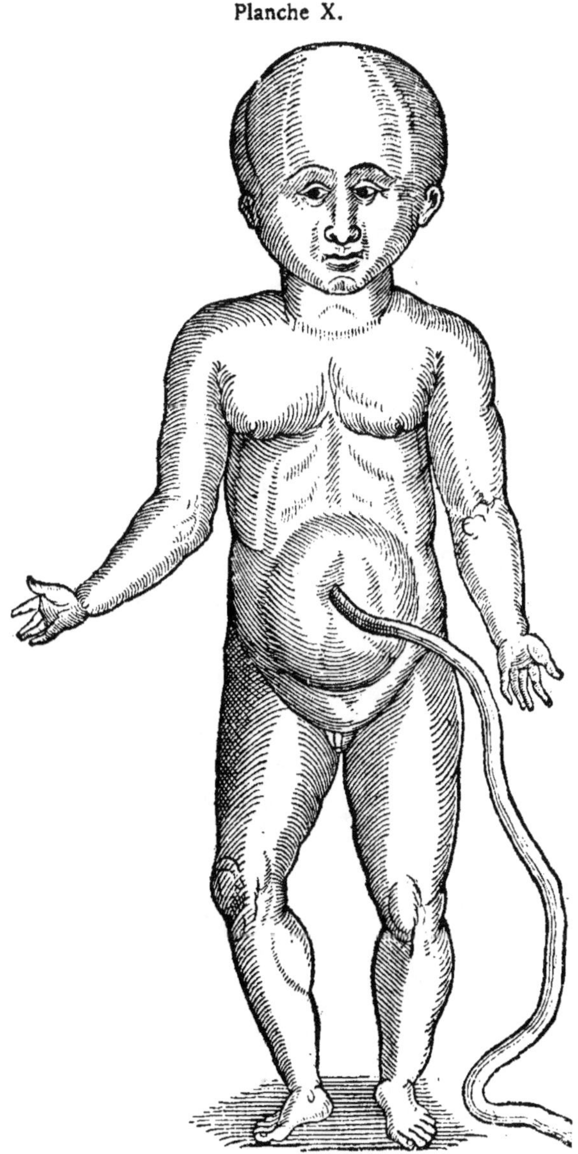

Planche prise dans le *De Virginitatis notis* de Pineau :
Figura est pueri trium mensium per abortum ejecti, in quo longitudo et latitudo præcipue observantur.

BIBLIOGRAPHIE

PEUPLES ANCIENS

EGYPTIENS :

CHABAS : *Mélanges égyptologiques.* 1862, Iʳᵉ série, cap. v.

EBERS : *Papyrus.* 1889, Leipzic.

HÉRODOTE : *Histoire,* trad. Larcher et Pessonneaux. Paris, Charpentier, 1889, liv. II et liv. III.

MASPÉRO : Mémoires publiés par les membres de la mission archéologique française au Caire, 2ᵉ fascicule *(trois années de fouilles).* Paris, 1885.

PLUTARQUE : *Œuvres morales,* trad. de Victor Bétolaud, tome II. Paris, Hachette, 1870.

CHALDÉENS :

OPPERT : *Expédition en Mésopotamie* (journal Asiatique de 1872-1873).

HÉBREUX :

RENAN : *Histoire des langues sémitiques.* Paris, MDCCCLV, liv. I, 'chap. i, ii ; liv. II, chap. i, ii ; liv. III, IV, V.

REUSS : *La Bible* (Ancien Testament), Genèse, Exode, Lévitique, Deutéronome, Cantique de Salomon, Prophètes (Ezéchiel), traduct. nouvelle. Paris, 1876.

RABBINOWITCH : *La Médecine du Talmud.* Paris.

INDOUS :

BOPP : *Histoire des langues Indo-Européennes,* trad. de Michel Bréal. Paris, lib. Hachette, tome II, MDCCCLXVI.

DAREMBERG : *Recherches sur l'état de la médecine durant la période primitive des Indous.* Paris, chez Baillière, 1867.

HESSLER : *Susrutas Ayurvedas.* Erlangæ, apud Ferdinandum Enke, MDCCCXLIV, tome I. *Nidanast'Hana,* cap. viii, page 186 , tome II. *Sarirast'Hana,* cap. i, ii, iii, iv, v, x. *Chikitsitast'Hana,* chap. xv.

CHINOIS :

DABRY : *La médecine chez les Chinois,* chap. iii, page 265 ; chap. iv, page 305-371.

KAMPFER : *Amœnitates exoticæ.*

Dʳ MARTIN : *Notes prises pendant la légation* en Chine, 1878-1880.

Steénackers (consul à Nagasaki) : *Anna-tchô-Hoki*, trad. française (*ouvrage pour la commodité des femmes.*)

Grecs :

Daremberg : *Essai sur la détermination et les caractères des périodes de l'histoire de la médecine.* Paris, chez Baillière, 1850. *La médecine dans Homère.* Paris, chez Didier et Cⁱᵉ, 1865.

Daremberg et Saglio : *Dictionnaire des antiquités grecques et romaines.* Paris, 1887.

Malgaigne : *Chirurgie et médecine avant Hippocrate* (journal de médecine et de chirurgie de 1846).

PYTHAGORICIENS

Aulugelle : *Nuits attiques* (collect. Nisard.) Paris, 1845.

Censorinus : *Jour natal* (collection Nisard.)

Elien : *Histoire naturelle*, traduction Dacier. Paris, MDCCLXXII, pages 29, 72, 74, 179, 355.

Diogène de Laerce : *De vitis, dogmalibus et apophthegmatibus clarorum philosophorum libri X.* Amstelædami, 1692, liv. III, p. 163 ; liv. II, p. 82 ; liv. I, p. 14 ; liv. V, p. 268 ; liv. VII, p. 366 et 477 ; liv. VIII, p. 487 ; liv. IX, p. 548 et 560.

Israel Spach : *Gynæciorum, sive de mulierum affectibus et morbis libri græcorum, trabum, etc., opus ex multis auctoribus congestum.* Strasbourg, 1597, in-folio.

Macrobe : *Dissertation sur le Songe de Scipion* (collection Nisard.)

Plutarque : *Œuvres morales*, trad. de V. Betolaud, tome IV. Paris. Hachette, 1870.

HIPPOCRATE

Hippocrate : *Œuvres complètes*, trad. Littré, Paris.

Galien : *Livre de la doctrine*, trad. latine de Kühn.

Aulugelle : *Nuits attiques* (collection Nisard, Paris).

Pline : *Histoire naturelle* (collection Nisard, Paris).

SUCCESSEURS DIRECTS D'HIPPOCRATE

Aetius : *Tetrabiblion*, trad latine de Cornarius. Basileæ, 1542, in-folio.

Aristote : *Histoire naturelle*, liv. VI ; *Traité de la génération*, trad. Barthélemy Saint-Hilaire.

Celse : *Œuvres médicales* (collection Nisard, Paris.)

Cœlius Aurelianus : *De morbis acutis et chronicis*, lib. VIII.

Galien : *De dissectione vulvæ ; de usu partium*, trad. latine de Kühn.

Oribase : *Œuvres complètes*, trad. Daremberg, Paris.

Pline : *Histoire naturelle*, liv. VIII et IX (collection Nisard).

Soranus : *Traité des maladies des femmes*, chap. ii et iii, trad. Hessler, 1869.

ARABES

Consulter surtout :

Lucien Leclerc : *Histoire de la médecine arabe*. Paris, 2 vol. Leroux, éditeur, 1876.

Albucasis : *Œuvres complètes* (trad. latine); *liber theoricæ praticæ* (maladie des femmes), collec. de Casp. Wolf. Basil. 1566, in-4º.

Averroes : *Colliget*, 1 livre (*de anatomiâ*). Venise, 1482, in-folio).

Avicennes : *Canon medicinæ*, trad. de Gérard de Crémone (sans lieu ni date, in-folio).

Halli-Abbas : *Al-Kamel ; al-maleky*. (Voir *regalis dispositio*, Lyon, 1523).

Rhasès : *Continent ou Haoury,* trad. latine de Ferraguth, 1ᵉʳ livre (anatomie).

MÉDECINS DU MOYEN AGE

Bérenger de Carpi : *Commentaires sur l'anatomie de Mundinus*. 1521, Bologne, in-4º.

Dechambre : *Dictionnaire encyclopédique des sciences médicales.*

Douglas : *Bibliographiæ anatomicæ specimen.* Londini, 1715, Lugdini, 1734, in-8º.

Haller : *Bibliothèque anatomique.*

Jean-Paul-Richter : *The litterary works of Leonardo da Vinci.* 1883.

A. Laboulbène : *La Renaissance anatomique au xvɪᵉ siècle* (Revue scientifique, tome XIII, 1886, pag. 713).

Mathias Duval : *Un biologiste du xvᵉ siècle, Léonard de Vinci* (Revue scientifique du 7 décembre 1889).

Mundinus : *Précis anatomique ou anatomie de maistre Mondin.* Paris, 1532.

Portal : *Histoire de l'anatomie et de la chirurgie.* Paris, 1770, 6 vol. in-8º.

Ravaisson-Mollien : *Les manuscrits de Léonard de Vinci*, tome I.

Roland Fréart : *Traité de la peinture*, de Léonard de Vinci, trad. Paris, 1651.

TABLE DES MATIÈRES

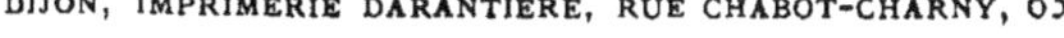

DIJON, IMPRIMERIE DARANTIERE, RUE CHABOT-CHARNY, 65

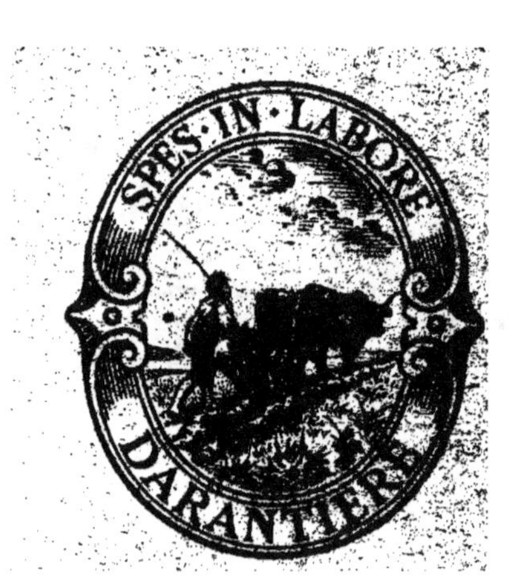

SPES · IN · LABORE
DARANTIÈRE